1972

1987

新安医学

王任之医案

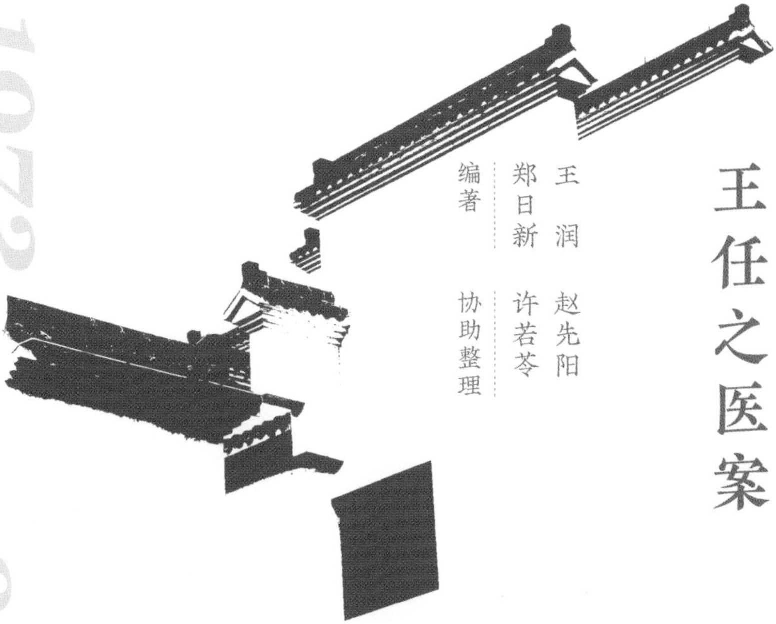

王润　赵先阳
郑日新　许若苓　编著

协助整理

人民卫生出版社
·北京·

图书在版编目（CIP）数据

新安医学王任之医案 / 王润，郑日新编著. -- 北京 ：
人民卫生出版社，2025. 1. -- ISBN 978-7-117-37362-3

Ⅰ. R249. 1

中国国家版本馆 CIP 数据核字第 20259UX022 号

人卫智网	**www.ipmph.com**	医学教育、学术、考试、健康，
		购书智慧智能综合服务平台
人卫官网	**www.pmph.com**	人卫官方资讯发布平台

新安医学王任之医案
Xin'an Yixue Wang Renzhi Yi'an

编　　著：王　润　郑日新
出版发行：人民卫生出版社（中继线 010-59780011）
地　　址：北京市朝阳区潘家园南里 19 号
邮　　编：100021
E - mail：pmph @ pmph.com
购书热线：010-59787592　010-59787584　010-65264830
印　　刷：三河市尚艺印装有限公司
经　　销：新华书店
开　　本：710×1000　1/16　印张：22　彩插：8
字　　数：431 千字
版　　次：2025 年 1 月第 1 版
印　　次：2025 年 1 月第 1 次印刷
标准书号：ISBN 978-7-117-37362-3
定　　价：78.00 元

打击盗版举报电话：**010-59787491**　E-mail：WQ @ pmph.com
质量问题联系电话：**010-59787234**　E-mail：zhiliang @ pmph.com
数字融合服务电话：**4001118166**　　E-mail：zengzhi @ pmph.com

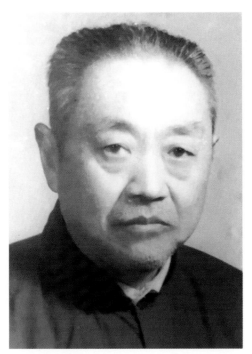

王任之先生（1916.1.21—1988.7.23）

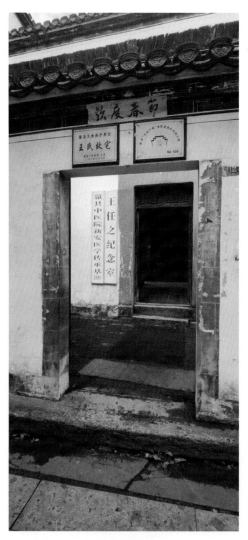

王任之先生故居

王任之先生故居位于安徽省歙县大北街100号,是中国历史文化名城的核心地段。王任之先生逝世后,夫人汪倚真女士及王坦、王行等五子女遵从先生遗嘱,将故居捐献给歙县中医院作为门诊部,以方便城区群众看病。现为安徽省文物保护单位,及"歙县中医院新安医学传承基地"和"王任之纪念室"。无数患者踏浅的门槛石,是求治者踵门和医者仁心的历史见证。

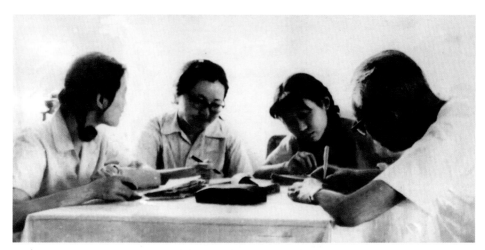

王任之与随师学习的青年中医

右起：王任之先生，程皖（现为安徽省中医院主任中医师），王润（安徽省歙县人民医院中医科主治医师），周海虹（厦门大学医学院中医系教授），照片摄于1979年合肥王任之家宅，照片原件存于"安徽省歙县中医院新安医学传承基地"（歙县大北街100号王氏故宅）"歙县新安医学陈列馆"的"王任之纪念室"内。

序

王任之先生是当代新安医学的杰出医家，他师从伯父王仲奇学医，王仲奇与近世名医丁甘仁并称"丁、王"二氏，驰名沪上，蜚声医林。名医出高徒，王任之先生早在抗日战争时期即医名鹊起，中华人民共和国成立后主持安徽省中医药工作，仍坚持临床，曾给周恩来、邓颖超、叶剑英、习仲勋等党和国家领导人诊治疾病。医术精湛，救危起死，活人无算，堪称医界国手。

1959年，周恩来总理嘱咐王任之要"带几名接班人"。王润医师有幸跟随王任之先生临证抄方学习16年，聆听教诲，深得师传。这本《新安医学王任之医案》是王润医师跟师临床抄方实录，记录了王任之先生晚年(1972—1987)诊治内、外、妇、儿、五官科的病案。医家的学术生命时间有限，经过多年临床经验的积累，晚年时间段的临床经验更加丰富，学术思想更趋完善，王任之先生晚年的医案，弥足珍贵。

《新安医学王任之医案》是新安医学的宝贵财富。整理研究王任之先生的医案，是研究新安医学学术、继承新安名医经验、传承新安流派特色、弘扬中医事业的重要途径。是为序。

国医大师 徐经世

壬寅年仲春于合肥

前言

　　王任之(1916.1.21—1988.7.23),安徽歙县人,当代著名中医,新安王氏医学第五世传人,安徽省卫生厅原副厅长。毕生行医五十余年,疗效确切,医名卓著。医疗对象从农民、工人直到党和国家领导同志,诊务繁忙,活人无数,口碑载道,而为一代名医。

　　本医案是笔者在"文化大革命"后期至改革开放初期,即从1971年到1987年的16年间,跟随王任之先生(以下尊称王老)出诊、坐诊抄方所记录的医案。这个时间段是王老继承发展新安医学"真正走出自己的路子"的学术黄金期,医案内容涵盖内、外、妇、儿、五官等学科的常见病和疑难杂症,是王老晚年在临床上对新安医学探索、发展、提高的重要成果,弥足珍贵。

　　王老曾说过,20世纪60年代以前,他多师法伯父王仲奇,而真正走出自己的路子,是在"文化大革命"后期开始的,即被"罢官"到安徽省立医院当医生这段时期。因为"文化大革命"的冲击,反而可以专心看病,他说这叫"因祸得福"。

　　王老崇高的医德、精湛的医术,在逆境中展现得尤为光彩夺目。1971年,王老被分配到安徽省立医院中医科当了一名普通医生。由于他医术高明,求诊的患者很多,每天凌晨2、3点钟就有人在安徽省立医院门口排队挂他的号。他上班后,一坐下就只能到下班才能站起来,忙得连喝水、上厕所的时间也没有。即使是夏季,他也练就了上班不喝一口水的习惯,到下班时往往还是脱不了身。每个星期天下午,他还在家中为找上门来的人看病。自"文化大革命"之初,他被"造反派"从省卫生厅厅长宿舍楼中扫地出门,就住在丁家巷卫生厅宿舍幼儿园一间破旧的平房里。虽然是一间破旧的平房,但是经过王老夫人汪倚真伯母的精心安排和布置,窗明几净。屋前布置了花卉,盆景,生机勃勃,还种了棵无花果树,郁郁葱葱。每当结无花果时,我们几个抄方的"小鬼",常常摘果子吃。就是在这里,王老接待了很多患者,即便有恙,也不停诊。我清楚地记得,有一个夏天,王老自己发高热39℃,家人都劝他停诊,但是,他还是坚持看完最后一个患者。1978年底,党的十一届三中全会以后,王老重新恢复省卫生厅的领导工作,后来退居二线工作,直至1987年底他本人住院手术之前这段时间,仍长期坚持每周星期二上午在安徽省立医院(今中国科学技术大学附属医院)中医科上门诊,星期四下午安徽省立医院干部病房和神经内科会诊;每个星期天在家义务为找上门来的人看病,他从下午1:30开始诊病,往往要看到晚上6点,为方便患者,王老说:"不看完不吃晚饭。"

王老与时俱进的精湛医术与其在逆境中博采众家之长、潜心研究创新密不可分。"文化大革命"一开始,王老就被"罢官",他在处境十分艰难的情况下,丝毫没有消沉,而是以精湛的医术,千方百计治病救人,同时博采百家之长,潜心研究创新,使自己的业务水平不断得到提高。1969年春,王老虽从"牛棚"放出,却仍没有自由,便在家中精心研究清代名医魏玉璜的"一贯煎"。他认为:"补阳要防其伤阴,益阴要虑及其碍阳,是很费斟酌的。在这方面,魏玉璜运用'一贯煎'的经验,是值得我们参考的。……无论外感内伤,男妇小儿,一般多用'一贯煎'出入为治,真是运用得非常自如,使人得到启发。"于是,他从《续名医类案》中辑出魏玉璜的几十个病案,抄在一个学生练习本上,并写下了一段后记:"以上魏案,系自《续名医类案》中摘录,所据为石印本,讹错颇夥,而手头别无佳刊,只得随笔以意略作校正而已。"1991年7月21日,王老已仙逝数年,家父王世杰(曾任原安徽中医学院常务副院长)重温这本手抄医案,睹物思人,黯然神伤,赋诗以志:"同是龙雷劫后生,相期携手杏林春。数盆松竹能遣俗,万卷诗书不染尘。吾道终当一以贯,彼苍何不佑斯人。而今君去遗篇在,字字精严若有神。"

重视从民间草药和单验方中吸取有益的营养,是王老处方药廉、效、速的一个重要原因。在我的记忆里,王老很少开"大处方",很少用名贵药,他的方子总是花钱少、疗效好,要不是长期"接地气",注意吸取总结民间经验,是很难做到的。当时,为了给农村"赤脚医生"提供方便,各地都出版了许多关于中草药及单方、验方的小册子。尽管王老早已被扣发工资,每月仅发一点生活费,存款也被冻结,但他还是省出钱来,陆续购买了一百多本这样的小册子,进行认真研究。有了这许多小册子,再经他"文化大革命"期间精心研究,确实获益匪浅。例如他后来用苜蓿草治疗许多尿路结石患者,取得突出疗效,就是从这里获得启发的。

重视运用西医诊断手段与中医药研究新成果,是王老不断提高治疗水平的一个重要途径。在这16年中,他博览广涉,且十分重视西医诊断手段与中医药研究新成果,熔经方、时方、单验方于一炉,对治疗内、妇科诸多疑难杂症,积累了丰富的经验。他从不拘泥于古方古法,而是自觉地把传统医学与现代医学结合起来,例如他重视看化验单、X线片及各种检验资料,不仅从中分析生理病理的变化,而且以此作为考核用药疗效的依据,从而把自己的诊断治疗水平大大推进一步。比如对中风、骨质增生、前列腺炎、肝炎、肾炎肾病等,总结筛选出成套的有效方剂和有针对性的"组药",中西融汇,病证合参,治验显卓,形成了在中医理论和临诊方面的独创性成果。

1959 年,周恩来总理要王老"带几名接班人",王老对周总理的嘱咐念兹在兹,进行了不懈的努力。即便在十年浩劫的困难情况下,也尽量吸收一些中青年中医跟随会诊、坐诊抄方,我是其中幸运的一员。他总是毫无保留地将自己的经验、心得告诉我们。王老常教导我们要重视总结临床经验,在继承基础上有所发展。他说:"我没有什么祖传秘方,也没有什么宝贵经验,临床上有点体会,多是从别人那里承袭来的。一是多注意书籍报刊上的记载和报道,二是留心群众口头述说的实践经验,然后自己在临床上加以观察,看它究竟在哪些方面起作用。这样,就逐渐能自觉地遣方用药了。"又说:"所谓经验,总是在继承的基础上有所发展的。当然,也不能说没有一点自己的经验。"他曾举例说:"治疗乙型肝炎降 HAA(乙肝病毒表面抗原,现称 HBsAg)的三味药(即马鞭草、马兰、小青草。小青草为爵床别名),我何尝想到将它们凑在一起呢? 只是有人告诉我这样一个单方,患肝炎胁痛的吃了肝区感到舒服,我就拿来移植在自己的处方中,再进行观察,进而发现这三味药还具有抗乙肝、使'澳抗'转阴的作用,参合其他配伍,才又取得进一步的进展。"

王老对抄方学子的选择很严,前前后后只选了几个人,或者是临床经验比较丰富的中医,如安徽省立医院中医科张克华医师,或者是中医学院的优秀大学生,如当时安徽中医学院(现为安徽中医药大学)77 级周海虹、82 级程皖等。我只读过初中,是安徽针织厂的厂医,之所以也能成为抄方学子的一员,与"文化大革命"中的一件往事或有关联。王老在"文化大革命"时被关进"牛棚"。一天午饭后,王老的夫人汪倚真眼泪涟涟地来到我家,对我母亲汪平说:"汪先生,任之被关进中医学院,造反派叫家属送一条被子,30斤粮票,大概要关一个月,我老了,又不识路,想请你家小平陪我去一次。"我正在洗碗,母亲对我说了此事,我不假思索,立即答应,跟随王伯母一起到中医学院,只见学院门口贴了标语:"打倒王任之,毛主席万岁!"一个造反派见我们来了,又大叫:"打倒王任之!"又说:"大人不准进去,叫小孩送去。"我毫不犹豫地从王伯母手中接过被子,拿来粮票,跟造反派进了一间学生宿舍。宿舍里面很乱,有一张高低床,王老正坐床边。我上前叫了声"王伯伯",他站了起来,有些奇怪地问:"小平,你怎么来了?"我说:"我陪王伯母一道来的,她在外面。"王老额上有血迹,样子很憔悴,他显然也挨打了!事后多年,王老一直夸奖我在造反派面前有大无畏精神。1971年,我招工回城在安徽针织厂当厂医,我的父亲和母亲认为我应该学些中医知识,更好地为工人师傅服务,就想叫我跟王老抄方,王老得知后欣然应允,笑着说:"小平这样的徒弟不收,收谁?"

把来自王老学术黄金期的这部分医案整理出来,以启迪后人,造福苍生,是我多年的心愿。苦于水平有限,照顾老人和因脑瘫致残的女儿,负担较重,整理医案的进度较慢。今天,这本医案终于付梓,要衷心地感谢所有为此付出努力的亲人师友。一是要感谢家父王世杰和家母汪平,是他们把我引上了跟随王老抄方学医这条道路,并始终予以鼓励、支持和帮助。二要感谢顾植山、戴真光、夏明霞诸位师长,他们的长期关心、支持、督促,是我整理医案的动力。三是要感谢女儿许若苓和她的歙县中医院领导,女儿许若苓身残志坚,克服病痛折磨,天天趴在电脑前打字录入医案,我的先生许厚仁医师帮助校对改错,十多年如一日,完成了几十本抄方笔记的打字录入工作;感谢女儿单位歙县中医院领导胡锦来(现任黄山市卫健委副主任)、梅一强等同志,特许她长期跟随我整理医案,并把此事纳入她的工作考核,为我们解除了后顾之忧。四是要感谢国家中医学术流派"新安医学郑氏喉科"代表性传承人、安徽中医药大学郑日新教授,携门生赵先阳医师参与本医案的编辑整理等工作。

几十年过去了,我也已年过七旬,而王老的音容笑貌依然历历在目,他的谆谆教导更是催人奋进。王老弘扬中华医学的卓越贡献和不懈追求的精神,必将在千千万万中医人的实践创新中发扬光大。

王润

壬寅秋于合肥

引言

新安，是一个地标，也是新安医学的发祥地，更是中医药学的学术高地。

王任之先生是当代新安医学的领军人物，曾任安徽省卫生厅副厅长兼中医研究所所长、原卫生部医学委员会委员等职。他秉承家学，博览广涉，独辟蹊径，与时俱进，病证合参，中西融汇，毕生追求"药廉效速"，以高尚的医德和精湛的医术享誉江淮。

一、协编《新安医学王任之医案》动因

王润医师在 1971 年 12 月至 1987 年 10 月间，跟师王任之先生临床抄方学习，病种涉及内、外、妇、儿、骨伤、五官科学，医案内容达 9 万字。王润医师因体弱多病，邀请我协助整理出版《新安医学王任之医案》。王任之先生和王润父亲王世杰先生是我仰慕的前辈，生平受两位先生教益良多。

我在安徽中医学院（现为安徽中医药大学）读书期间，王世杰常务副院长常常深入我们教室寝室，和学生促膝谈心、把脉论道。毕业留校后，我曾多次为王世杰先生诊治耳、鼻、咽喉病症，得知他和王任之先生是徽州同乡，都在新中国成立前投身革命，新中国成立前后又有工作上的交集，为安徽的中医和中医教育作出了许多贡献。

王任之先生早在 1943 年就对我母亲患重症肠伤寒有救命医泽，我母亲今已 94 岁高龄，仍记忆犹新，常常向我提起王任之先生是她的救命恩人。事在 1943 年 9 月，母亲时年 13 岁，家居徽州府城大北街 62 号，是省立徽州师范学校学生，母亲患病持续高热 7 日，高热不

退伴腹泻、头痛、呕吐,从江村(学校为躲避日机轰炸,由歙县迁江村办学)回徽州府城家宅治疗 7 天,高热仍持续不退,并出现视一为二的复视,茶饭不进,瞳孔扩散,命悬一线,诸医束手。遂请王任之先生(家宅大北街 100 号)诊治,先生望闻问切后乃言,此是肠伤寒,一剂热退,复视消失,二剂腹泻、呕吐见瘥,后经调理痊愈。母亲回忆说:"大病一场,肠伤寒恢复后一头头发都落完了。"

王任之先生从 20 世纪 50 年代开始,积极开展新安医学的整理和研究,曾到安徽中医学院给我们作新安医学的学术讲座。他主持点校的《医述》《杏轩医案》与整理出版的《王仲奇医案》是我常读之书。受两位先生的影响,特别是感恩王任之先生医泽,景仰先生医德风范,敬慕先生学术成就,欣然应邀协助王润医师完成《新安医学王任之医案》编著,为传播先生医术做点实事。

二、《新安医学王任之医案》的学术价值

王任之先生是新安医学著名医家,《新安医学王任之医案》给我们留下了珍贵的医案资料。这些资料为王润医师独家所有。医案内容与已经出版的两本王任之的医案(王宏毅、王运长整理编著,安徽科学技术出版社于 1998 年出版《王任之医案》;王宏毅、王怀英编著,中国中医药出版社于 2001 年出版《中国百年百名中医临床家丛书·王任之》)没有重复雷同。本次编著的《新安医学王任之医案》,学术价值有六。

其一,王任之先生自谦为"医匠",中医学是一门实践的科学,"大国医匠"是维系中医药生命力的中流砥柱。时代呼唤更多的"医匠",出版"大国医匠"的临床实录,具有重要的学术价值。

　　其二,落实周恩来总理嘱咐。1959 年,周恩来总理嘱咐王任之要"带几名接班人"。王润医师有幸成为王任之的接班人之一。将王润医师临床抄方《新安医学王任之医案》编辑出版,让更多的中医后学能够读有所获,王任之的学术经验得以薪火相传,以告慰敬爱的周恩来总理。

　　其三,研究王仲奇学术思想的参考资料。王任之先生师从伯父王仲奇学医,其学术渊源有自,"传于冯塘程氏,洎其高曾堂构而增光大之"。王仲奇与近世名医丁甘仁并称"丁、王"二氏,驰名沪上,蜚声医林。丁甘仁医案较多,但王仲奇留存医案不多。名师出高徒,高徒王任之的医案对研究"新安王氏内科",特别是王仲奇的学术经验,可以提供参考。

　　其四,临床新病种医案的价值。王任之先生坚持在安徽省立医院门诊,积极组织、参与指导全省危急重症的会诊。对内科、妇科等常见疾病和临床各病种如高血压、低血压、吉兰 - 巴雷综合征等,临床疗效非常显著,选方遣药,思路清晰,特色鲜明,易学易仿。具有很高的临床参考价值。

　　其五,医家晚年医案的价值。一个医家经过多年临床经验的积累,其晚年的临床经验更加丰富,学术思想更趋完善。因此,王润医师青年时期跟师所得的先生晚年医案,弥足珍贵,是全面研究王任之先生学术经验的重要资料。

　　其六,研究新安医学的资料。王任之先生是国家中医药管理局首批中医学术流派"新安王氏内科流派"第 4 代传人。先生的医案是新安医学的宝贵财富,整理研究先生的医案,是发展新安医学学术、弘扬新安名医经验、传承流派特色的重要途径。

三、《新安医学王任之医案》导读

1. 王润手抄本转录文字的原则　王润医师跟从王任之先生临床时，手抄有王任之亲笔书写的临床医案。今以此手抄本为底本，按疾病病种分门别类录入，并将手抄本的影印件附于相关医案之前。

王任之先生临证医案，有着与众不同的文字书写顺序和排版。安徽中医学院常务副院长王世杰深识王任之先生医术高明，懂得王任之先生医案的辨证与选方遣药思路，他在1985年曾说："王老的药方就是一首诗，有格律，有特色。"读懂王任之先生处方"诗"的"格律"，才能悟出"特色"。

先生独特的医案文字书写顺序，是谓"诗的格律"。1955年起，汉字的书写顺序正式变为由左至右，由上到下。王任之先生书写病案的病史、望闻问切、因机分析、治则治法部分，是按照汉字新的书写顺序，一行一行写，即左起横写，由上到下。而中药处方书写顺序，则是一列一列书写。先写第一列的四味中药，书于处方左侧的由上到下的四行；再写第二列的四味中药，书于处方中间的由上到下的四行；后写第三列的四味中药，书于处方右侧的由上到下的四行。如果有第13味药或14味药，常常横写在第五行中间。

先生处方的各列药物有其规律。王老临证曾对王润说："处方的第一竖列代表君药，第二竖列代表臣药，第三竖列治疗兼症，是为佐药。"笔者感悟王老处方是根据患者的病种、症状的多寡施以选方遣药，第一列针对主病主症／主因，第二列针对主病兼症／次因，或兼病主症／主因，第三列针对主病兼症／兼因，或兼病兼症等。第五行横写第13和／或第14味药，多属于单方草药。通过每列4味药物，可以探寻王任之先生对疾病病因病机的认识和临证处方遣药的经验。下图是王润收藏王任之先生治疗热痹(风湿性关节炎活动期)的亲笔处方。

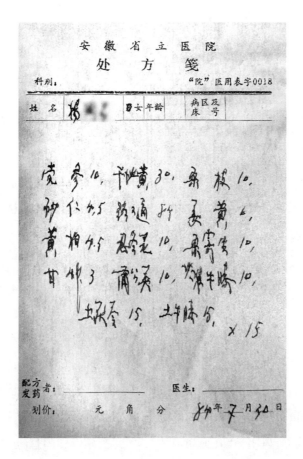

　　第一列四味药(党参、砂仁、黄柏、甘草)益气封髓、第二列四味药(干地黄、路路通、忍冬藤、蒲公英)养阴清热通络、第三列四味药(桑枝、姜黄、桑寄生、炒怀牛膝)补肾蠲痹,第五行为祛风湿的草药。

　　这次整理出版先生医案,如果按照左起横写的方式转录王任之先生的医案,则处方的内容难以窥及王任之先生的思路。因此,我们在整理先生医案时,既考虑到书籍排版要求,又尽量恢复先生书写顺序,把药物组成的三个竖列转换为三个横行,把每列四行的 4 味药,转换为每行 4 味药。如蒋林的医案转录如下。

表五

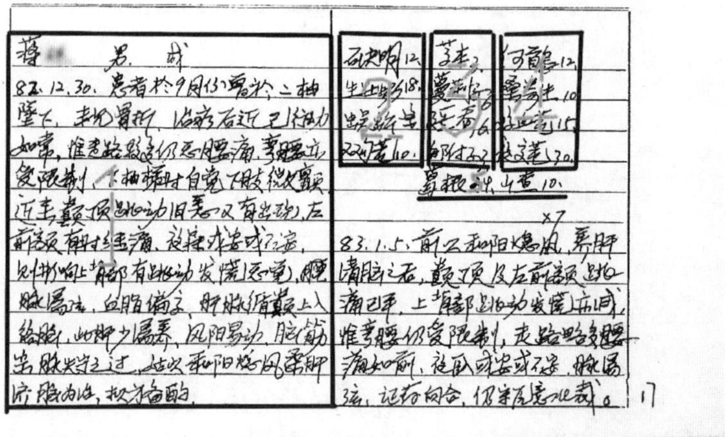

患者于 9 月份曾于 2 楼坠下,未见骨折,治疗后近已行动如常,唯走路较多,仍总腰痛,弯腰亦受限制,下楼梯时自觉下肢微颤,近来巅顶跳动,旧恙又有出现。左前额有时继痛,夜寐或安或不安,则影响上背部有跳动发慌感觉。脉濡弦,血脂偏高,肝脉循巅上入络脑,此肝少濡养,风阳易动,脑筋宗脉失守之过,姑以和阳息风、柔肝济脑为治,拟方备酌。

石决明 12g,生牡蛎 18g,蜈蚣 2 条,双钩藤 10g

藁本 3g,蔓荆子 6g,僵蚕 6g,白附子 3g

何首乌 12g,桑寄生 10g,鸡血藤 15g,首乌藤(夜交藤)30g

葛根 24g,山楂 10g

处方的第 3 行(影印件的第三列)"何首乌、桑寄生、鸡血藤、首乌藤"为治则"柔肝济脑"所设。如果按传统的转录文字的方法,每行 3 味药为一组:

石决明 12g,藁本 3g,何首乌 12g

生牡蛎 18g,蔓荆子 6g,桑寄生 10g

蜈蚣 2 条,僵蚕 6g,鸡血藤 15g

双钩藤 10g,白附子 3g,首乌藤 30g

葛根 24g,山楂 10g

以上转录方法就很难发现先生治则"柔肝济脑"的用药规律。

2. 计量单位的规范原则《新安医学王任之医案》的时间跨度为 1972 年至 1987 年,其间,我国中医处方用药计量单位作了改革:国务院发布规范性文件《国务院批转国家标准计量局等单位关于改革中医处方用药计量单位的请示报告的通知》规定,自 1979 年 1 月 1 日起,将中医处方用药的计量单位,从十六两为一斤的旧制改为米制,中药计量单位的换算按"十六两为一斤的旧制的'一钱'等于'3g',尾数不计"。为统一本书中药饮片计量制式的描述,按"旧制的'一钱'等于'3g'"换算,并于首次出现的医案中予以说明。其中,白果、路路通、红花夹竹桃叶等中药的计量单位,仍按原医案"个""片"。

3. 药物名称的规范 处方中的别名,改为正名,如白癣皮改为白鲜皮、马斗铃改为马兜铃、茜根改为茜草、御米壳改为罂粟壳等。为展示先生医案每列 4 味药的特色,中药"并列名"不再分开,后面加"(各)"以示区别,如"乳没(各)""谷麦芽(各)"。

4. 错别字、繁体字、异体字径改。

5. 出按语原则　医案中具有特色的用药、罕见中药的用法出按语。医案中徽州方言出按语。王老临证诊疗时的医语出按语。原始医案中的化验值多为旧制,换算为法定单位,并在首次规范修改的医案中出按语。

研读这些鲜活的临床医案,明白"格律",悟出"特色",探寻王任之先生选方遣药的经验和规律,可大幅提高院校教育背景中医师的临床能力。

新安医学先贤云"活亿万生灵为大,而活亿万世生灵为弥大"(明代孙文胤《丹台玉案》)。总结先生学术经验,整理出版先生晚年的医案,当属"活亿万世生灵"者。愿《新安医学王任之医案》于中医学术的发展和新安医学研究有所贡献。

安徽中医药大学　郑日新

2023 年 6 月于合肥

| 内 科 |

| 外 科 |

| 妇 科 |

| 男　科 |

| 儿　科 |

| 眼、耳、鼻、咽喉、口腔科 |

｜附：郑景岐收藏王任之先生医案　｜

内科

感冒

◎ 医案 1

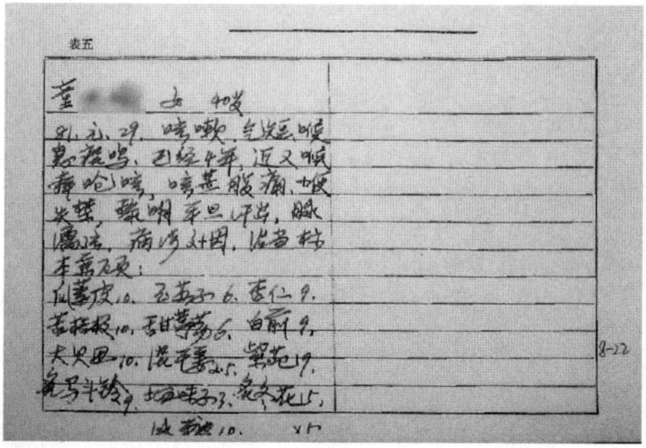

童某,女,40 岁。

1981 年 1 月 29 日。

咳嗽,气短,喉息痰鸣,已经 4 年,近又喉痒呛咳,咳甚腹痛,小便失禁,黎明平旦汗出,脉濡弦。病涉外因,治疗当标本兼顾。

瓜蒌皮 10g,苦桔梗 10g,大贝母 10g,炙马兜铃 9g

玉苏子 6g,甜葶苈子 6g,淡干姜 2.5g,北五味子 3g

杏仁 9g,白前 9g,紫菀 9g,炙款冬花 15g

冰糖 10g

5 剂。

【按】王老治咳喘兼有虚象,用玉苏子,不用紫苏子,玉苏子与紫苏子同治咳逆、痰喘,两药的来源不同,功效略有差异。玉苏子别名 "荏子"(《名医别录》),为唇形科植物白苏的干燥成熟果实,下气消痰,兼具润肺之功。紫苏子为唇形科植物紫苏的干燥成熟果实,止咳逆,消膈气,破坚癥,不具润肺的功能。

◎ 医案 2

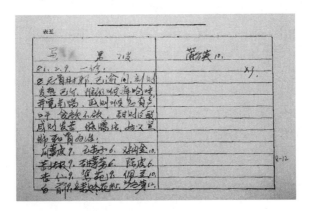

马某,男,71 岁。

1981 年 2 月 9 日。一诊。

感冒时邪,已逾旬,刻则发热已停,唯仍喉痒呛咳,并觉气喘,卧则喉息有声,口干,食欲不启,甜则泛酸,咸则发苦,脉濡弦。姑以宣肺和胃为治。

瓜蒌皮 9g,苦桔梗 9g,杏仁 9g,白前 9g

玉苏子 6g,甜葶苈子 6g,紫菀 9g,炙款冬花 4.5g

鸡内金 10g,陈皮 6g,佩兰 10g,炒谷芽 12g

蒲公英 10g

3 剂。

◎ 医案 3

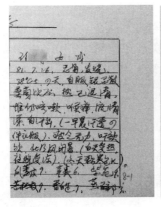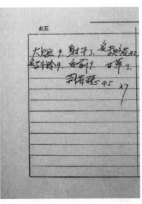

王某,女,成。

1981 年 7 月 26 日。

感冒发烧,38℃上下,4 天,自服银翘散、桑菊饮后,热已退清,唯仍咳嗽,喉痒,流清涕,自汗出(一早晨汗透 4 件衣服),疲乏无力,口干欲饮。此乃风闭暑(白天受热,夜晚受凉)(冬天称寒包火)。

瓜蒌皮 9g,苦桔梗 9g,大贝母 9g,炙马兜铃 9g

辛夷 6g,香白芷 3g,射干 3g,白前 9g

紫菀 9g,蒸百部 3g,炙款冬花 4.5g,甘草 3g

荆芥穗 4.5g

7 剂。

【按】王任之医案常常以"成"表示成年人的年龄。

医案中"风闭暑",王任之老师解释谓:"风闭暑"指暑天白天受热,夜晚受凉的感冒。如果是冬天寒邪束表,内热被体表的寒邪"包裹",为"寒包火"感冒。

◎ 医案 4

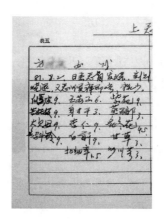

方某,女,成。

1981 年 8 月 2 日。

日来感冒发烧,刻则烧退,又感喉痒即咳,痰少。

瓜蒌皮 9g,苦桔梗 9g,大贝母 9g,炙马兜铃 9g

玉苏子 6g,射干 3g,杏仁 9g,白前 9g

紫菀 9g,蒸百部 3g,炙款冬花 4.5g,甘草 3g

北细辛 1.5g,炒川芎 3g

◎ 医案 5

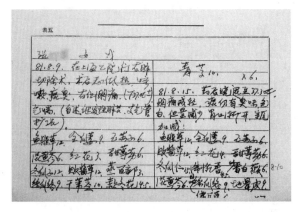

张某,女,成。

1981 年 8 月 9 日。

在上海某医院行右肺切除术,术后感低热,咳嗽,痰臭,右侧胸痛,T 37.8℃左右。气喘,自述继发性肺炎,支气管扩张。

鱼腥草 12g,淡黄芩 6g,冬瓜子 12g,丝瓜络 9g

全瓜蒌 9g,红花 3g,败酱草 12g,干苇茎 10g

玉苏子 6g,甜葶苈子 6g,蒸百部 3g,款冬花 4.5g

青蒿 10g

6 剂。

【按】王润指出:原件"T 37.0℃",为笔误。当为"T 37.8℃",径改。

1981 年 8 月 15 日。

药后烧退至 37.3℃,胸痛减轻,痰仍有臭味,色白,但量减少,胃口渐开。守原加减。

鱼腥草 12g,败酱草 12g,冬瓜仁 15g,淡黄芩 6g

全瓜蒌 9g,红花 4g,制乳香 4.5g,丝瓜络(炒)9g

玉苏子 6g,甜葶苈子 6g,炒香白薇 6g,地骨皮 9g

佛耳草(与丝瓜络同炒)6g

7 剂。

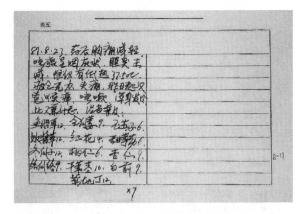

1981 年 8 月 23 日。

药后胸痛减轻,咳痰呈烟灰状,腥臭未减,唯仍有低热 37.5℃,疲乏无力,头痛,昨日起又觉喉痒,咳嗽,浑身发冷。此又兼外感,治当兼及。

鱼腥草 12g,败酱草 12g,冬瓜子 12g,丝瓜络 9g

全瓜蒌 9g,红花 4g,桃仁 6g,干苇茎 10g

玉苏子 6g,甜葶苈子 6g,杏仁 9g,白前 9g

紫花地丁 12g

7 剂。

◎ 医案 6

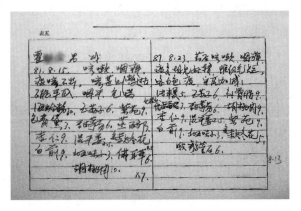

霍某,男,成。

1981 年 8 月 15 日。

咳嗽,咽痒,痰咳不出,咳甚则憋过去,不能平卧,咽干,气喘。

海蛤粉 10g,青黛(包)3g,杏仁 9g,白前 9g

玉苏子 6g,甜葶苈子 6g,淡干姜 2.5g,北五味子 3g

紫菀 9g,蒸百部 3g,炙款冬花 4.5g,佛耳草 6g

胡桃肉 10g

7 剂。

1981 年 8 月 23 日。

药后咳嗽,咽痒,痰多均见好转,唯仍气短,咯白色痰。守原加减。

法半夏 5g,化橘红 3g,杏仁 9g,白前 9g

玉苏子 6g,甜葶苈子 6g,淡干姜 2.5g,北五味子 3g

补骨脂 9g,胡桃肉 9g,紫菀 9g,炙款冬花 5g

煅鹅管石 6g

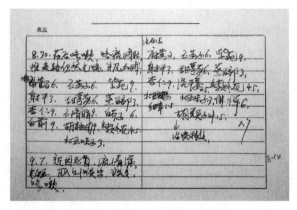

1981 年 8 月 30 日。

药后咳嗽,咯痰减轻,唯走路仍然气喘。守原加减。

煅鹅管石 6g,射干 6g,杏仁 9g,白前 9g

玉苏子 6g,甜葶苈子 6g,补骨脂 9g,胡桃肉 9g

紫菀 9g,蒸百部 3g,白芥子 6g,炙款冬花 4.5g

北五味子 3g

1981 年 9 月 7 日。

近因感冒,流清涕,气短,卧则喉鸣,痰多,咳嗽。

麻黄(泡去沫)2g,射干 3g,杏仁 9g,细辛 1.5g

玉苏子 6g,甜葶苈子 6g,淡干姜 2.5g,北五味子 3g

紫菀 9g,蒸百部 3g,炙款冬花 4.5g,佛耳草 6g

胡颓子叶 15g

7 剂。

【按】胡颓子叶是治喘草药。王任之老师谓:"胡颓子叶,治喘特效。"《中药大辞典》记载胡颓子叶为胡颓子科植物福建胡颓子的叶片。味酸涩,性平。具下气定喘之功,主治哮喘。

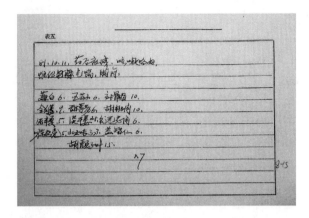

1981 年 10 月 11 日。

药后症减,咳嗽略好,唯仍气喘,胸闷。

薤白 6g,全瓜蒌 9g,法半夏 5g,炒陈枳壳 5g

玉苏子 6g,甜葶苈子 6g,淡干姜 2.5g,北五味子 3g

补骨脂 10g,胡桃肉 10g,炙远志肉 6g,益智仁 6g

胡颓子叶 15g

7 剂。

◎ 医案 7

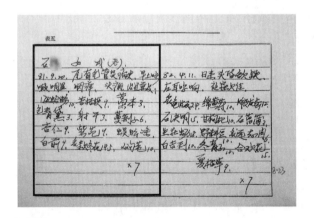

石某,女,成(老)。

1981 年 9 月 20 日。

原有气管炎病史,早上咳嗽明显,咽痒,头痛,治宜兼及。

海蛤粉 10g,青黛(包)3g,杏仁 9g,白前 9g

苦桔梗 9g,射干 3g,紫菀 9g,炙款冬花 4.5g

藁本 3g,蔓荆子 6g,蜈蚣 2 条,钩藤 10g

7 剂。

【按】本医案见原件左侧加框部分。这是一位日本籍老人,素有慢性支气管炎病史,新患外感。

◎ 医案 8

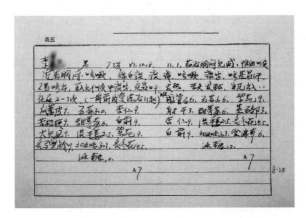

李某,男,73 岁。

1981 年 10 月 18 日。

近来胸闷,咳嗽,绵白痰,痰不易咳出,卧则喉中痰鸣,夜寐口干,夜尿 2 ~ 3 次(1 周前因受凉后引起)。

瓜蒌皮 9g,苦桔梗 9g,大贝母 9g,炙马兜铃 9g

玉苏子 6g,甜葶苈子 6g,淡干姜 2.5g,北五味子 3g

杏仁 9g,白前 9g,紫菀 9g,炙款冬花 4.5g

冰糖 10g

7 剂。

1981 年 11 月 1 日。

药后胸闷见减,唯仍喉痒,咳嗽,痰鸣,咳甚冒汗,发热,舌尖发黏。守原出入。

煅鹅管石 6g,射干 3g,杏仁 9g,白前 9g

玉苏子 6g,甜葶苈子 6g,淡干姜 2.5g,北五味子 3g

紫菀 9g,蒸百部 3g,炙款冬花 4.5g,金沸草 6g

冰糖 10g

7 剂。

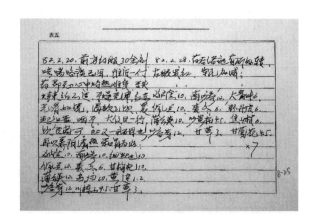

1982年2月20日。

前方约服30余剂。咳喘咯痰已弭,唯近一停药即感心中灼热难受。舌头火辣辣的不适,干燥无津,红赤光滑如镜,渴欲引饮,晨起口苦,咽干,大便日一行,饮食尚可。此又一病因也,再以养阴清热和胃为治。

鸡内金10g,佩兰10g,蒲公英10g,炒谷芽12g

南沙参10g,麦冬6g,当归10g,川楝子4.5g

细生地10g,甘枸杞10g,黄连1.2g,甘草3g

7剂。

【按】原图中没有服药剂数,根据复诊日期和王任之先生诊治慢性病的处方剂数习惯,径补。下同。

1982年2月28日。

药后诸症有所好转,左眼发红。守原加减。

鸡内金10g,佩兰10g,蒲公英10g,炒谷芽12g

南沙参10g,麦冬6g,炒黄柏4.5g,甘草3g

大青叶6g,粉丹皮6g,焦山栀6g,甘菊花4.5g

7剂。

1982 年 3 月 7 日。

药后症减,左眼发红已弭。守原出入。

鸡内金 10g,砂仁 4.5g,陈皮 6g,炒谷芽 12g

南沙参 10g,麦冬 6g,炒黄柏 4.5g,甘草 3g

玄参 6g,马勃 6g,人中白 3g,青黛 3g

7 剂。

1982 年 3 月 21 日。

药后胃脘烧灼见减,唯大便不调,日行 2 次,舌尖似有麻木感。

鸡内金 10g,陈皮 6g,佩兰 10g,炒谷芽 12g

南沙参 10g,麦冬 6g,淡吴茱萸 2.5g,黄连 1.5g

人中白 3g,马勃 6g,决明子 12g,玄明粉 3g

甘松 6g

7 剂。

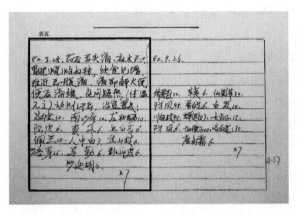

1982 年 3 月 28 日。

药后舌头痛,麻木感,胃脘烧灼好转,饮食见增,唯近感腹痛,痛即解大便,便后痛缓,夜间燥热(体温不高),动则汗出。治宜兼及。

鸡内金 10g,陈皮 6g,佩兰 10g,炒谷芽 15g

南沙参 10g,麦冬 6g,人中白 3g,马勃 6g

左牡蛎 10g,生白芍 6g,焦山栀 6g,粉丹皮 6g

炒延胡索 6g

7 剂。

【按】本医案见原件左侧加框部分。

◎ 医案 9

江某,女,成。

1981 年 12 月 12 日。

自今年 7 月份始咳嗽,缠绵不愈,干咳无痰,晨晚咳甚,有时阵发性剧咳,晨起面浮,四肢无力,食欲不启。血常规检查:白细胞计数 3.2×10^9/L,中性粒细胞比率 78%,淋巴细胞比率 20%。血红蛋白 62g/L。拟方。

海蛤粉 10g,青黛(包)3g,杏仁 9g,白前 9g

瓜蒌皮 9g,苦桔梗 9g,射干 3g,炙马兜铃 9g

紫菀 9g,蒸百部 3g,北五味子 3g

冰糖 10g

7 剂。

【按】影印件中,"白细胞计数 3 200",为旧制 3 200/mm^3,正文中径改为规范单位 3.2×10^9/L。

影印件处方中,衍"炙马兜铃 4.5",删去。

1981 年 12 月 20 日。

药后咳嗽有减,饮食渐启。仍守原意出入治。

桑白皮 4.5g,射干 3g,杏仁 9g,白前 9g

瓜蒌皮 9g,苦桔梗 9g,玉苏子 6g,炙马兜铃 9g

紫菀 9g,蒸百部 3g,炙款冬花 4.5g,金沸草 6g

冰糖 10g

7 剂。

◎ 医案 10

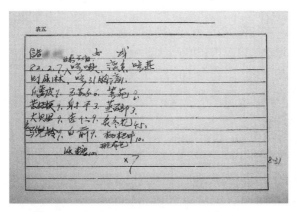

储某,女,成。

1982 年 2 月 7 日。

日来感冒,咳嗽,痰多,咳甚则尿淋,咳引胸痛。

瓜蒌皮 9g,苦桔梗 9g,大贝母 9g,炙马兜铃 9g

玉苏子 6g,射干 3g,杏仁 9g,白前 9g

紫菀 9g,蒸百部 3g,炙款冬花 4.5g,枇杷叶(去毛,布包)10g

冰糖 10g

7 剂。

◎ 医案 11

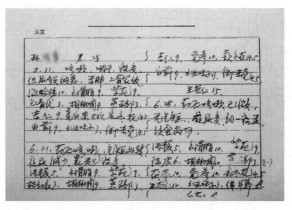

孙某,男,成。

1982 年 5 月 31 日。

咳嗽,咽干,痰多,但尿频纳差,舌胖,上有裂纹。

海蛤粉 10g,青黛(包)3g,杏仁 9g,白前 9g

补骨脂 9g,胡桃肉 9g,白果(去壳)8 枚,北五味子 3g

紫菀 9g,蒸百部 3g,炙款冬花 4.5g,罂粟壳 4.5g

1982 年 6 月 21 日。

药后咳嗽,气短好转,夜尿减少,晨起痰多。

法半夏 5g,橘红衣 3g,杏仁 9g,白前 9g

补骨脂 9g,胡桃肉 9g,党参 10g,北五味子 3g

紫菀 9g,蒸百部 3g,款冬花 4.5g,罂粟壳 4.5g

生薏苡仁 15g

1982 年 6 月 28 日。

药后咳嗽已微,无气短,夜尿多,约一痰盂,饮食尚可。

法半夏 5g,陈皮 6g,茯苓 10g,生薏苡仁 12g

补骨脂 10g,胡桃肉 10g,党参 10g,北五味子 3g

紫菀 9g,蒸百部 3g,炙款冬花 4.5g,佛耳草 6g

白芥子 6g

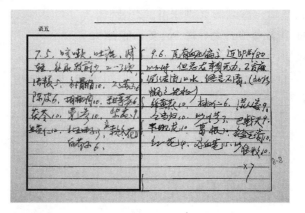

1982 年 7 月 5 日。

咳嗽,吐痰,减轻,夜尿较前少,2 ~ 3 次。

法半夏 5g,陈皮 6g,茯苓 10g,生薏苡仁 12g

补骨脂 10g,胡桃肉 10g,党参 10g,北五味子 3g

玉苏子 6g,甜葶苈子 6g,紫菀 9g,炙款冬花 5g

白芥子 6g

【按】本医案见于原件左侧加框部分。

◎ 医案 12

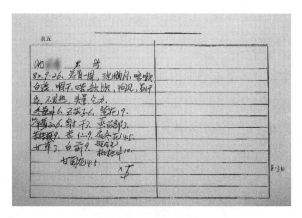

沈某,男,成。

1982 年 9 月 26 日。

感冒 1 周,现胸闷,咳嗽,白痰,咽干,口苦欲饮,怕风,易汗出,不发热,头晕,乏力。

冬桑叶 6g,炒牛蒡子 6g,苦桔梗 9g,甘草 3g

玉苏子 6g,射干 3g,杏仁 9g,白前 9g

紫菀 9g,蒸百部 3g,炙款冬花 4.5g,枇杷叶(去毛、布包)10g

甘菊花 4.5g

5 剂。

◎ 医案 13

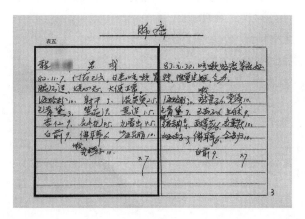

程某,男,成。

1982 年 11 月 7 日。

肺癌停药已久,日来咳嗽,胃脘不适,烧心感,大便正常。

海蛤粉 10g,青黛(包)3g,杏仁 9g,白前 9g

射干 3g,紫菀 9g,炙款冬花 4.5g,佛耳草 6g

淡吴茱萸 2.5g,黄连 1.5g,九香虫 4.5g,炒五灵脂 10g

煅瓦楞子 10g

7 剂。

【按】本医案见于原件左侧加框部分。

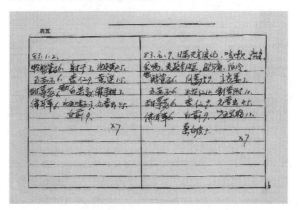

1983 年 1 月 2 日。

煅鹅管石 6g,玉苏子 6g,甜葶苈子 6g,佛耳草 6g

射干 3g,杏仁 9g,白果(去壳,打)8 枚,北五味子 3g

泡吴茱萸 2.5g,黄连 1.5g,佛手柑 3g,九香虫 4.5g

白前 9g

7 剂。

【按】泡吴茱萸:吴茱萸炮制加工方法之一,用温水浸泡吴茱萸数个小时至一夜,再晾干。可去其燥烈之性。

1983 年 1 月 9 日。

日来天气变化,咳嗽,痰多,发喘,走路气短,脘痛,怕冷。

煅鹅管石 6g,玉苏子 6g,甜葶苈子 6g,佛耳草 6g

瓜蒌皮 9g,生薏苡仁 12g,杏仁 9g,白前 9g

高良姜 3g,制香附 10g,九香虫 4.5g,炒五灵脂 10g

桑白皮 5g

7 剂。

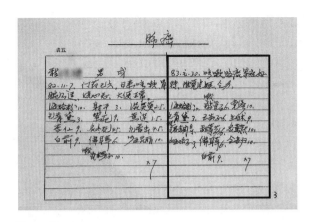

1983 年 1 月 30 日。

咳嗽、咯痰等症好转，唯觉气短，乏力。

海蛤粉 10g，青黛(包)3g，白果(去壳)8 个，北五味子 3g

煅鹅管石 6g，玉苏子 6g，甜葶苈子 6g，佛耳草 6g

党参 10g，生白术 9g，炙黄芪 10g，全当归 10g

白前 9g

7 剂。

【按】本医案见于原件右侧加框部分。

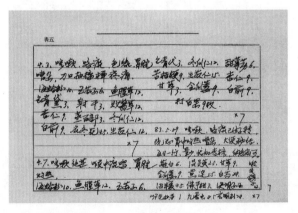

1983 年 4 月 3 日。

咳嗽，咯痰，色绿，胃脘嘈杂，刀口抽搐样疼痛。

海蛤粉 10g，青黛(包)3g，杏仁 9g，白前 9g

玉苏子 6g，射干 3g，蒸百部 3g，炙款冬花 4.5g

鱼腥草 12g，败酱草 12g，冬瓜仁 12g，生薏苡仁 12g

7 剂。

1983 年 4 月 7 日。

咳嗽夜甚，喉中痰鸣，胃脘灼热。

海蛤粉 10g,青黛(包)3g,苦桔梗 9g,甘草 3g

鱼腥草 12g,冬瓜仁 12g,生薏苡仁 15g,全瓜蒌 9g

玉苏子 6g,甜葶苈子 6g,杏仁 9g,白前 9g

白果(打)9 枚

7 剂。

1983 年 5 月 29 日。

咳嗽、咯痰已好转,现感胃中灼热嘈杂,大便秘结,每日一行,量少,状如杏核,纳谷尚可。

薤白 6g,全瓜蒌 9g,法半夏 4.5g,炒陈枳壳 4.5g

淡吴茱萸 2.5g,黄连 1.5g,佛手柑 3g,九香虫 4.5g

甘草 9g,白芍 24g,决明子 12g,玄明粉 4g

煅瓦楞子 12g

7 剂。

【按】原件中,炒陈枳壳缺剂量,根据王任之先生用药经验,参考本书各医案中陈枳壳用药剂量,径补。

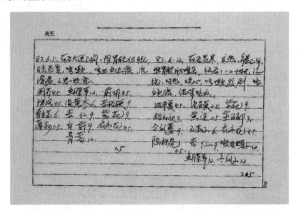

1983 年 6 月 5 日。

药后大便已润,唯胃脘仍胀。日来感冒,咳嗽,咳吐白沫痰,流清涕,不思饮食。

荆芥 4.5g,防风 4.5g,香白芷 6g,薄荷 1.5g

鱼腥草 12g,淡黄芩 6g,杏仁 9g,白前 9g

前胡 4.5g,苦桔梗 9g,紫菀 9g,炙款冬花 4.5g

青蒿 10g

5 剂。

1983 年 6 月 12 日。

药后畏寒、发热、鼻塞已弭,唯胃脘仍嘈杂,饭后 1 ~ 2 小时泛饱,灼热,烧心,咳嗽较剧,咯白色痰,偶带咯血。

法半夏 4.5g,橘红衣 3g,全瓜蒌 9g,陈枳壳 4.5g

泡吴茱萸 2.5g,黄连 1.5g,玉苏子 6g,杏仁 9g

紫菀 9g,蒸百部 3g,炙款冬花 4.5g,煅瓦楞子 12g

鱼腥草 12g,冬瓜子 12g

5 剂。

◎ 医案 14

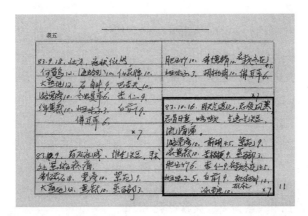

程某,男,成。

1983 年 10 月 16 日。

因天气变化,感受风寒,感冒日重,咳嗽,气急气短,流清涕。

潞党参 10g,炙黄芪 10g,肥玉竹 6g,北五味子 5g

前胡 4.5g,苦桔梗 9g,杏仁 9g,白前 9g

紫菀 9g,蒸百部 3g,炙款冬花 4.5g,枇杷叶(去毛、布包)10g

冰糖 10g

7 剂。

【按】本医案见于原件右下角加框部分。该患者(程某)患肺癌,在王任之先生处长期服药。此案系其就诊期间新感风寒,感冒咳嗽。

◎ 医案 15

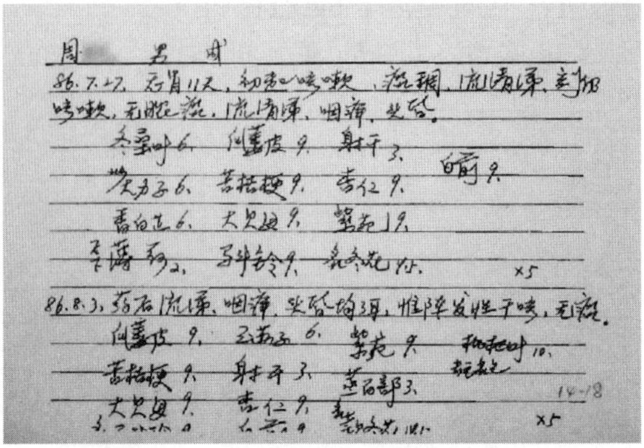

周某,男,成。

1986 年 7 月 27 日。

感冒 11 天,初起咳嗽,痰稠,流清涕,刻仍咳嗽,无脓痰,流清涕,咽痒,头昏。

冬桑叶 6g,炒牛蒡子 6g,香白芷 6g,薄荷(后下)2g

瓜蒌皮 9g,苦桔梗 9g,大贝母 9g,马兜铃 9g

射干 3g,杏仁 9g,紫菀 9g,炙款冬花 4.5g

白前 9g

5 剂。

1986 年 8 月 3 日。

药后流涕,咽痒,头昏均弭,唯阵发性干咳,无痰。

瓜蒌皮 9g,苦桔梗 9g,大贝母 9g,炙马兜铃 9g

玉苏子 6g,射干 3g,杏仁 9g,白前 9g

紫菀 9g,蒸百部 3g,炙款冬花 4.5g,枇杷叶(去毛,炙,包)10g

5 剂。

咳嗽

◎ 医案

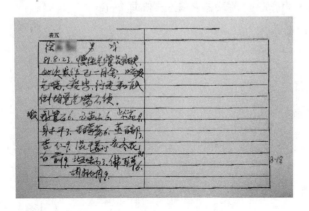

孙某,男,成。

胸闷,气短,咳嗽,少量痰。

党参10g,黄芪10g,玉竹10g,北五味子3g

薤白6g,全瓜蒌9g,佛手柑3g,甘松6g

煅鹅管石6g,玉苏子6g,甜葶苈子6g,佛耳草6g

喘证

◎ 医案1

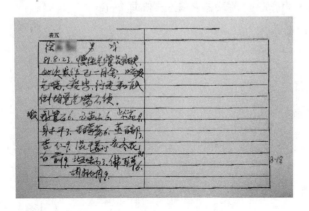

徐某,男,成。

1981 年 8 月 23 日。

慢性气管炎病史,此次发作已 1 月余,咳嗽气喘,痰鸣,行走和卧倒均觉气喘不续。

煅鹅管石 6g,射干 3g,杏仁 9g,白前 9g

玉苏子 6g,甜葶苈子 6g,淡干姜 2.5g,北五味子 3g

紫菀 9g,蒸百部 3g,炙款冬花 4.5g,佛耳草 6g

胡桃肉 9g

◎ 医案 2

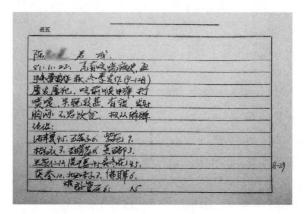

陈某,男,成。

1981 年 11 月 22 日。

原有咳喘病史,每于秋冬季发作(9—12 月),屡发屡犯。咳前喉痒,打喷嚏,早晚较甚,有痰,发时胸闷,不思饮食。拟从肺脾论治。

法半夏 4.5g,橘红衣 3g,生薏苡仁 12g,茯苓 10g

玉苏子 6g,甜葶苈子 6g,淡干姜 4.5g,北五味子 3g

紫菀 9g,蒸百部 3g,炙款冬花 4.5g,佛耳草 6g

煅鹅管石 6g

5 剂。

◎ 医案 3

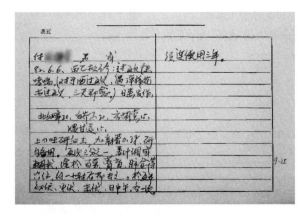

付某,男,成。

1982 年 6 月 6 日。

西医拟诊:过敏性哮喘(对于酒过敏,遇弹棉花亦过敏,3 天即愈)。日来发作。

北细辛 30g,白芥子 30g,延胡索 15g,煨甘遂 15g

上 4 味研细末,加麝香 0.3g,研匀备用,每次 1/3,姜汁调成糊状,贴于百劳、膏肓、肺俞等穴位,约 1 小时后即去之,于每年初伏、中伏、末伏,日中午,各一次。须连续用 3 年。

【按】这是王老常用的"三伏贴"中药处方,记载了 6 味药及制备方法、贴敷穴位、贴敷持续时间,并指出以"日中午"贴敷为佳,且"须连续用 3 年"。

◎ 医案 4

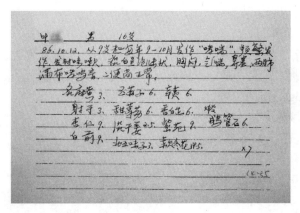

叶某,男,16 岁。

1986 年 10 月 12 日。

从 9 岁起每年 9—10 月发作"哮喘",频繁发作,发时咳嗽,痰白呈泡沫状,胸闷,气喘,鼻塞,两肺满布哮鸣声,二便尚正常。

炙麻黄 3g,射干 3g,杏仁 9g,白前 9g

玉苏子 6g,甜葶苈子 6g,淡干姜 2.5g,北五味子 3g

辛夷 6g,香白芷 6g,紫菀 9g,炙款冬花 4.5g

煅鹅管石 6g

7 剂。

心悸

◎ 医案 1

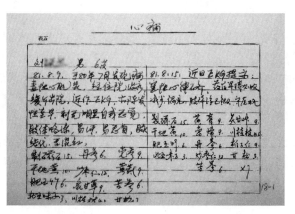

刘某,男,6 岁。

1981 年 8 月 9 日。

于 1980 年 7 月发现病毒性心肌炎,经住院治疗,缓解出院,近查心电图示阵发性室性早搏。刻无明显自我感觉,肢体略浮,易汗,易感冒。脉结代,舌淡红。

制磁石 15g,干地黄 10g,肥玉竹 6g,北五味子 3g

丹参 6g,炒酸枣仁 12g,炙甘草 9g,川桂枝 4.5g

党参 9g,黄芪 9g,苦参 6g,甘松 3g

7 剂。

【按】影印件中缺服药剂数,参复诊时间,当为 7 剂。

1981 年 8 月 15 日。

近日心电图提示:室性心律不齐,药后早搏次数减少,偶见,肢体浮已微。守原出入。

制磁石 15g,干地黄 10g,肥玉竹 6g,北五味子 3g

黄芪 9g,当归 9g,丹参 6g,炒酸枣仁 12g

炙甘草 9g,桂枝 4.5g,柏子仁 9g,甘松 3g

苦参 6g

7 剂。

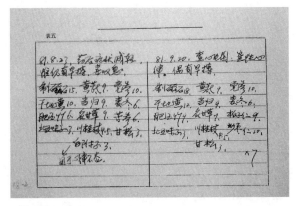

1981 年 8 月 23 日。

药后症状减轻,唯仍有早搏,喜叹息。

制磁石 15g,干地黄 10g,肥玉竹 6g,北五味子 3g

黄芪 9g,当归 9g,炙甘草 9g,川桂枝 4.5g

党参 10g,麦冬 6g,苦参 6g,甘松 3g

白附子 3g

【按】白附子味辛甘,性温,具有祛风痰、通经络、解毒镇痛之功能。跟师抄方时,王老谓:白附子可用于心律不齐。

1981 年 9 月 20 日。

查心电图:窦性心律。偶有早搏。

制磁石 18g,干地黄 10g,肥玉竹 6g,北五味子 3g

黄芪 9g,当归 9g,炙甘草 9g,川桂枝 4.5g

党参 10g,麦冬 6g,柏子仁 9g,炒酸枣仁 10g

甘松 3g

7 剂。

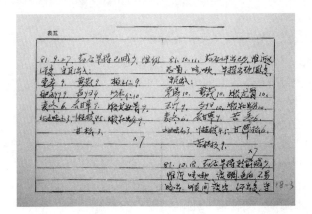

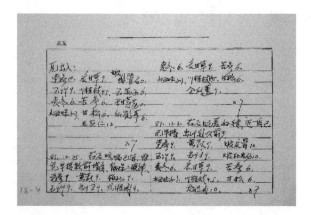

1981 年 9 月 27 日。

药后早搏已减少,唯仍汗多。守原出入。

党参 9g,肥玉竹 9g,麦冬 6g,北五味子 3g

黄芪 9g,当归 9g,炙甘草 9g,川桂枝 4.5g

柏子仁 9g,炒酸枣仁 10g,煅龙骨 9g,煅牡蛎 9g

甘松 3g

7 剂。

1981 年 10 月 11 日。

药后汗出已少,唯近又感冒,咳嗽,早搏出现较多。守原出入。

党参 10g,肥玉竹 9g,麦冬 6g,北五味子 3g

黄芪 10g,当归 10g,炙甘草 9g,川桂枝 4.5g

煅龙骨 10g,煅牡蛎 10g,苦参 6g,甘松 6g

苦桔梗 9g

7 剂。

1981 年 10 月 18 日。

药后早搏较前减少,唯近咳嗽,痰稠,色白,不易咳出,喉间痰鸣,汗出多。守原出入。

党参 10g,玉竹 9g,麦冬 6g,北五味子 3g

炙甘草 9g,川桂枝 4.5g,苦参 6g,甘松 6g

煅鹅管石 6g,玉苏子 6g,甜葶苈子 6g,仙鹤草 6g

生薏苡仁 12g

7 剂。

1981 年 10 月 25 日。

药后咳喘已弭,唯觉早搏较前增多,有时呈二联律。

党参 9g,玉竹 9g,麦冬 6g,北五味子 3g

黄芪 9g,当归 9g,炙甘草 9g,川桂枝 4.5g

柏子仁 9g,龙眼肉 9g,苦参 6g,甘松 6g

全瓜蒌 9g

7 剂。

1981 年 11 月 1 日。

药后眠差好转,近 1 周已无早搏,出汗较以前少。

党参 9g,玉竹 9g,麦冬 6g,北五味子 3g

黄芪 9g,当归 9g,炙甘草 9g,川桂枝 4.5g

煅龙骨 10g,煅牡蛎 10g,苦参 6g,甘松 6g

龙眼肉 10g

7 剂。

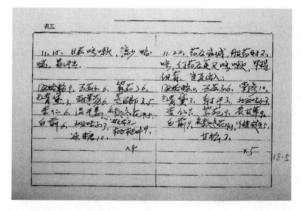

1981 年 11 月 15 日。

日来咳嗽,痰少,略喘,易汗出。

海蛤粉 9g,青黛(包)3g,杏仁 6g,白前 6g

玉苏子 6g,甜葶苈子 6g,淡干姜 2.5g,北五味子 3g

紫菀 6g,蒸百部 3.5g,炙款冬花 4.5g,枇杷叶(去毛,布包)9g

冰糖 10g

4 剂。

1981 年 11 月 22 日。

药后症减,服药时不咳,停药后复又咳嗽,早搏仍有。守原出入。

海蛤粉 9g,青黛(包)3g,杏仁 6g,白前 6g

玉苏子 6g,射干 3g,紫菀 9g,炙款冬花 4.5g

党参 10g,北五味子 3g,炙甘草 9g,川桂枝 4.5g

甘松 3g

5 剂。

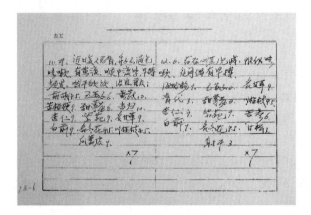

1981年11月29日。

近日复又感冒,鼻子不通气,咳嗽,有黄痰,喉中痰鸣,早搏频发,咽干欲饮。治宜兼及。

前胡 4.5g,苦桔梗 9g,杏仁 9g,白前 9g

玉苏子 6g,甜葶苈子 6g,紫菀 9g,炙款冬花 4.5g

黄芪 10g,当归 10g,炙甘草 9g,川桂枝 4.5g

瓜蒌皮 9g

7剂。

1981年12月6日。

药后心慌见减,唯仍咳嗽,夜间偶有早搏。

海蛤粉 9g,青黛 3g,杏仁 9g,白前 9g

玉苏子 6g,甜葶苈子 6g,紫菀 9g,炙款冬花 4.5g

炙甘草 9g,川桂枝 4.5g,苦参 6g,甘松 3g

射干 3g

7剂。

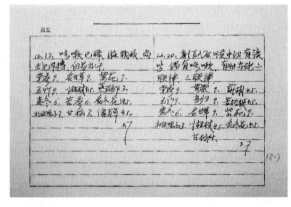

1981年12月13日。

咳嗽已稀,脉稍数,尚未见早搏,仍易出汗。

党参 9g,玉竹 9g,麦冬 6g,北五味子 3g

炙甘草 9g,川桂枝 4.5g,苦参 6g,甘松 3g

紫菀 9g,蒸百部 3g,炙款冬花 4.5g,佛耳草 4.5g

7 剂。

1981 年 12 月 20 日。

刻卧后喉中仍有痰鸣,偶有咳嗽,有时出现二联律、三联律。

党参 9g,玉竹 9g,麦冬 6g,北五味子 3g

黄芪 9g,当归 9g,炙甘草 9g,川桂枝 4.5g

前胡 4.5g,苦桔梗 4.5g,紫菀 9g,炙款冬花 4.5g

甘松 4g

7 剂。

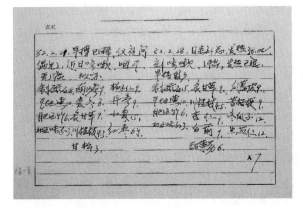

1982 年 2 月 21 日。

早搏已稀,仅夜间偶见,近日咳嗽,咽干,无痰。拟方。

制磁石 18g,干地黄 10g,肥玉竹 6g,北五味子 3g

南沙参 9g,麦冬 6g,炙甘草 9g,川桂枝 4.5g

柏子仁 9g,丹参 9g,小麦 15g,红枣 6 个

甘松 3g

7 剂。

1982 年 2 月 28 日。

日来外感,发热 38℃,刻咳嗽,汗出,发热已退,早搏较少。

制磁石 15g,干地黄 10g,肥玉竹 6g,北五味子 3g

炙甘草 9g,川桂枝 4.5g,杏仁 9g,白前 9g

瓜蒌皮 9g,苦桔梗 9g,冬瓜子 12g,生薏苡仁 12g

甜葶苈子 6g

7 剂。

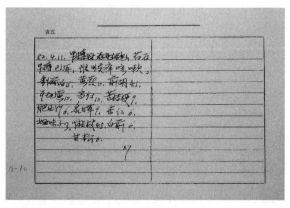

1982 年 3 月 7 日。

药后喉鸣减轻,唯仍有痰,微咳,心率稍快,饭量减少。

制磁石 15g,干地黄 10g,肥玉竹 6g,北五味子 3g

炙甘草 9g,川桂枝 4.5g,射干 3g,杏仁 9g

前胡 4.5g,苦桔梗 9g,紫菀 9g,款冬花 4.5g

苦参 6g

7 剂。

1982 年 3 月 14 日。

制磁石 15g,干地黄 10g,肥玉竹 6g,北五味子 3g

黄芪 10g,当归 10g,炙甘草 9g,川桂枝 4.5g

党参 10g,麦冬 6g,苦参 6g,甘松 6g

炒酸枣仁 12g

7 剂。

1982 年 4 月 11 日。

药后早搏已弭,唯喉痒咳嗽。

制磁石 15g,干地黄 10g,肥玉竹 6g,北五味子 3g

黄芪 10g,当归 10g,炙甘草 9g,川桂枝 4.5g

前胡 4.5g,苦桔梗 9g,杏仁 6g,白前 6g

甘松 6g

7 剂。

◎ 医案 2

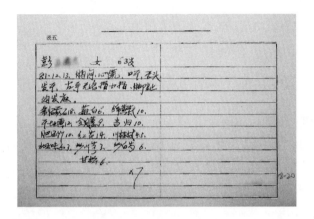

彭某,女,63 岁。

1981 年 12 月 13 日。

胸闷,心慌,口干,舌头发干,左手无名指、小指、脚趾均发麻。

制磁石 18g,干地黄 12g,肥玉竹 10g,北五味子 3g

薤白 6g,全瓜蒌 9g,红花 4g,炒川芎 3g

绵黄芪 10g,当归 10g,川桂枝 4.5g,炒白芍 6g

甘松 6g

7 剂。

◎ 医案 3

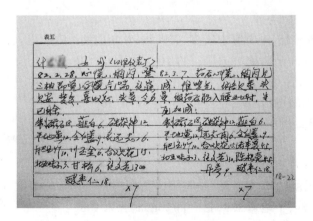

计某,女,成。江淮仪表厂。

1982 年 2 月 28 日。

心慌,胸闷,登三楼即觉气喘,夜寐欠安,梦多,喜叹息,头晕,乏力,已月余。

制磁石 18g,干地黄 12g,肥玉竹 10g,北五味子 3g

薤白 6g,全瓜蒌 9g,川郁金 6g,甘松 6g

朱茯神 12g,炙远志 6g,合欢花 15g,首乌藤 30g

酸枣仁 18g

7 剂。

1982 年 3 月 7 日。

药后心慌,胸闷见减,唯嗳气,纳谷欠香,头晕,服药后能入睡 5 小时。守原加减。

制磁石 18g,干地黄 12g,肥玉竹 10g,北五味子 3g

朱茯神 12g,炙远志肉 6g,合欢花 15g,首乌藤 30g

薤白 6g,全瓜蒌 9g,法半夏 4.5g,陈枳壳 4.5g

丹参 9g,酸枣仁 18g

7 剂。

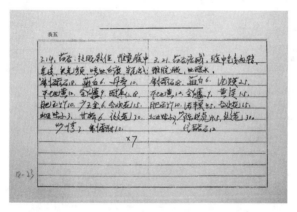

1982 年 3 月 14 日。

药后夜眠较佳,唯觉腹中气多,矢气频,咳吐白痰。守原出入。

制磁石 18g,干地黄 12g,肥玉竹 10g,北五味子 3g

薤白 6g,全瓜蒌 9g,广郁金 6g,甘松 6g

丹参 10g,酸枣仁 18g,合欢花 15g,首乌藤 30g

炒川芎 3g,制香附 10g

7 剂。

1982 年 3 月 21 日。

药后症减,腹中气多好转,唯脘胀,吐酸水。

制磁石 18g,干地黄 12g,肥玉竹 10g,北五味子 3g

蕹白 6g,全瓜蒌 9g,法半夏 4.5g,炒陈枳壳 4.5g
泡吴茱萸 2.5g,黄连 1.5g,合欢花 1.5g,首乌藤 30g
代赭石 12g
7 剂。

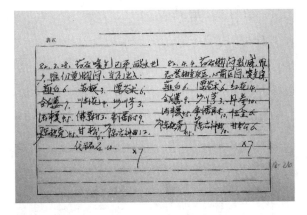

1982 年 3 月 28 日。
药后嗳气已平,酸水也少,唯仍觉胸闷。守原出入。
蕹白 6g,全瓜蒌 9g,法半夏 4.5g,炒陈枳壳 4.5g
苏梗 3g,川厚朴花 4g,佛手柑 3g,甘松 6g
漂苍术 6g,炒川芎 3g,制香附 9g,炒陈六神曲 12g
代赭石 10g
7 剂。

1982 年 4 月 4 日。
药后胸闷较减,唯感登楼气短,心前区闷,嗳气多。
蕹白 6g,全瓜蒌 9g,法半夏 4.5g,炒陈枳壳 4.5g
漂苍术 6g,炒川芎 3g,制香附 9g,炒陈六神曲 12g
红花 4g,丹参 10g,川郁金 6g,甘松 6g
7 剂。

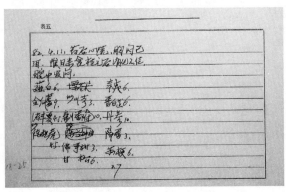

1982 年 4 月 11 日。

药后心慌,胸闷已弭,唯日来食桂圆后,消化不佳,脘中发闷。

薤白 6g,全瓜蒌 9g,法半夏 4.5g,炒陈枳壳 4.5g

炒川芎 3g,制香附 10g,佛手柑 3g,甘松 6g

辛夷 6g,香白芷 6g,丹参 10g,降香 3g

苏梗 6g

7 剂。

◎ 医案 4

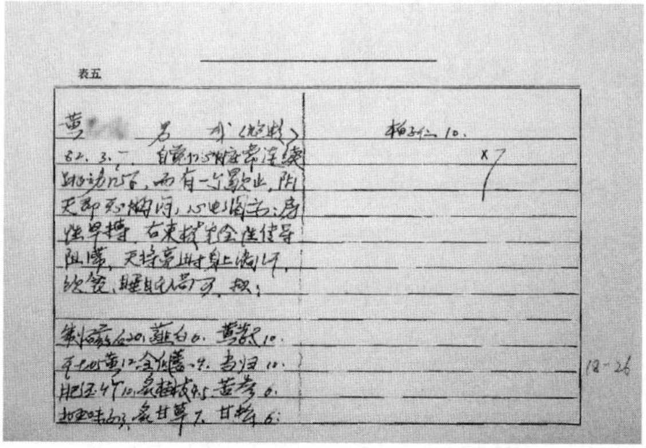
表五

柏子仁 10.

×7

12-26

黄某,男,成。

1982 年 3 月 7 日。

自觉心脏常连续跳动几下,而有一个歇止,阴天即感胸闷,心电图示:房性早搏,完全性右束支传导阻滞,天将亮时身上淌汗,饮食、睡眠尚可。拟方。

制磁石 18g,干地黄 12g,肥玉竹 10g,北五味子 3g

薤白 6g,全瓜蒌 9g,炙桂枝 4.5g,炙甘草 9g

黄芪 10g,当归 10g,苦参 6g,甘松 6g

柏子仁 10g

7 剂。

◎ 医案 5

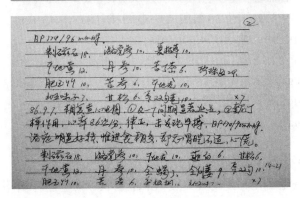

陈某,男,成。

1986 年 8 月 10 日。

冠心病、房颤、高血压等病史,刻感胸闷,心悸,登高尤甚,夜寐欠安,汗多,血压 120/80mmHg。

制磁石 18g,干地黄 12g,肥玉竹 10g,北五味子 3g

潞党参 10g,炙黄芪 10g,麦冬 10g,苦参 6g

丹参 10g,炒酸枣仁 15g,炙远志 6g,合欢花 15g

甘松 6g

7 剂。

1986 年 8 月 17 日。

药后心慌,胸闷明显好转,晨起心率 64 次 /min,偶发早搏,夜寐渐安,出汗减少。

制磁石 18g,干地黄 12g,肥玉竹 10g,北五味子 3g

绵黄芪 10g,当归 10g,麦冬 6g,苦参 6g

丹参 10g,炒酸枣仁 15g,炙甘草 9g,川桂枝 4.5g

甘松 6g

7 剂。

1986 年 8 月 24 日。

昨日频发早搏,感头昏、心慌,汗多,测血压 170/100mmHg,8 月 4 日心电图示:房颤;Q-T 延长。今晨起来出现早搏。

制磁石 18g,干地黄 12g,肥玉竹 10g,北五味子 3g

党参 10g,绵黄芪 10g,苦参 6g,甘草 6g

煅龙骨 10g,煅牡蛎 10g,干地龙 10g,钩藤(后下)10g

丹参 10g

7 剂。

1986 年 8 月 31 日。

25 日突感心慌,急查心电图示心房扑动,经服奎尼丁、普尼拉明(心可定)、双嘧达莫(潘生丁)及中药,30 日复查心电图:窦性心律,Q-T 延长,心慌消失,刻诊早搏仍有 4 次 /min,血压 174/96mmHg。

制磁石 18g,干地黄 12g,肥玉竹 10g,北五味子 3g

潞党参 10g,丹参 10g,苦参 6g,甘松 6g

夏枯草 10g,苦丁茶 6g,干地龙 10g,钩藤(后下)10g

珍珠母 24g

7 剂。

1986 年 9 月 7 日。

本周复查心电图:① Q-T 间期显著延长;②奎尼丁样作用。心率 86 次 /min,律正,未发现早搏,血压 170/90mmHg,诸症明显好转,唯进食稍多即感胃脘不适,心慌。

制磁石 18g,干地黄 12g,肥玉竹 10g,北五味子 3g

潞党参 10g,丹参 10,苦参 6g,甘松 6g

干地龙 10g,全蝎 3g,臭梧桐 10g,双钩藤(后下)10g

薤白 6g,全瓜蒌 9g

7 剂。

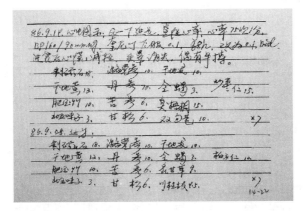

1986 年 9 月 14 日。

心电图示:Q-T 延长,窦性心律。心率 75 次 /min,血压 160/90mmHg,奎尼丁片原用法用量为每次0.1g,口服,每8小时1次,改为每次0.1g,口服,每日2次。进食后心慌减轻,头晕消失,偶有早搏。

制磁石 18g,干地黄 12g,肥玉竹 10g,北五味子 3g

潞党参 10g,丹参 10g,苦参 6g,甘松 6g

干地龙 10g,全蝎 3g,臭梧桐 15g,钩藤 10g

炒酸枣仁 15g

7 剂。

1986 年 9 月 28 日。

处方。

制磁石 18g,干地黄 12g,肥玉竹 10g,北五味子 3g

潞党参 10g,丹参 10g,苦参 6g,甘松 6g

干地龙 10g,全蝎 3g,炙甘草 9g,川桂枝 4.5g

柏子仁 10g

7 剂。

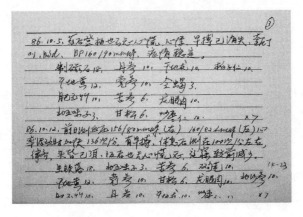

1986 年 10 月 5 日。

药后登楼也不感心慌,心悸、早搏已消失,奎尼丁用法用量为每次 0.1g,口服,每日 2 次,血压 160/90mmHg,症情稳定。

制磁石 18g,干地黄 12g,肥玉竹 10g,北五味子 3g

丹参 10g,党参 10g,苦参 6g,甘松 6g

干地龙 10g,全蝎 3g,龙眼肉 10g,炒酸枣仁 10g

柏子仁 10g

7 剂。

1986 年 10 月 12 日。

前日测血压 156/80mmHg(右),160/82mmHg(左),心率活动时加快 136 次 /min,有早搏,休息后测在 100 次 /min 左右,律齐,头昏已弭,饭后也无心慌感,夜寐较前减少。

生铁落 18g,干地黄 12g,肥玉竹 10g,北五味子 3g

党参 10g,丹参 10g,苦参 6g,甘松 6g

干地龙 10g,钩藤 10g,龙眼肉 10g,炒酸枣仁 15g

北沙参 10g

7 剂。

◎ 医案 6

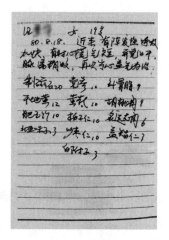

汪某,女,19 岁。

1980 年 8 月 18 日。

近来有阵发性呼吸加快,有时心慌气短,并觉口干。脉濡稍数。再以宁心益气为治。

制磁石 20g,干地黄 12g,肥玉竹 10g,北五味子 3g

党参 10g,黄芪 10g,柏子仁 10g,炒酸枣仁 10g

补骨脂 9g,胡桃肉 9g,炙远志肉 6g,益智仁 3g

白附子 3g

病毒性心肌炎

◎ 医案 1

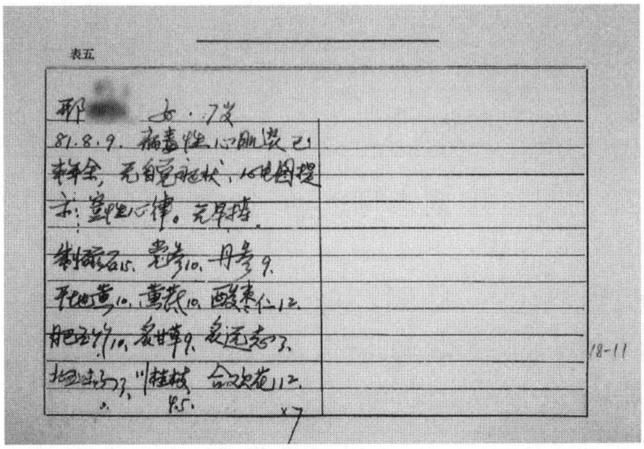

邢某,女,7 岁。

1981 年 8 月 9 日。

病毒性心肌炎已半年余,无自觉症状,心电图提示:窦性心律。无早搏。

制磁石 15g,干地黄 10g,肥玉竹 6g,北五味子 3g

黄芪 10g,当归 10g,炙甘草 9g,川桂枝 4.5g

丹参 9g,酸枣仁 12g,炙远志 3g,合欢花 12g

7 剂。

◎ 医案 2

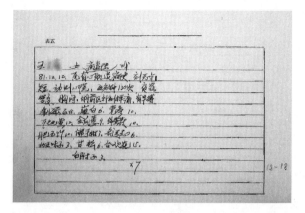

王某,女,成。

1981 年 12 月 12 日。

原有病毒性心肌炎病史,刻感气短,动则心慌,每分钟 130 次,夜寐梦多,胸闷,胸前区针刺样痛,有早搏。

制磁石 18g,干地黄 12g,肥玉竹 10g,北五味子 3g

薤白 6g,全瓜蒌 9g,佛手柑 3g,甘松 6g

党参 10g,绵黄芪 10g,炙远志 6g,合欢花 15g

白附子 3g

7 剂。

◎ 医案 3

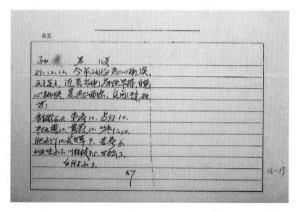

孙某,男,11 岁。

1981 年 12 月 12 日。

今年 2 月份患心肌炎,反反复复,近来出现房性早搏,自觉心跳快,晨起面浮,夜间汗多。拟方。

制磁石 18g,干地黄 12g,肥玉竹 10g,北五味子 3g

党参 10g,黄芪 10g,炙甘草 9g,川桂枝 4.5g

当归 10g,炒酸枣仁 10g,苦参 6g,甘松 3g

白附子 3g

7 剂。

◎ 医案 4

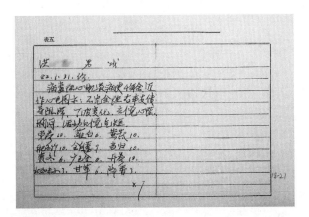

洪某,男,成。

1982 年 1 月 31 日。

病毒性心肌炎病史 4 年余。近作心电图示:不完全性右束支传导阻滞,T 波变化。刻觉心慌,胸闷,活动则觉气短。

党参 10g,肥玉竹 10g,麦冬 6g,北五味子 3g

薤白 6g,全瓜蒌 9g,广郁金 6g,甘松 6g

黄芪 10g,当归 10g,丹参 10g,降香 3g

7 剂。

◎ 医案 5

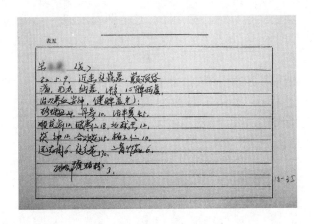

宋某

1982 年 5 月 9 日。复诊。

近来夜寐差,巅顶昏痛,无力,纳差,汗多。心脾两虚,治以养血安神,健脾益气。

珍珠母 24g,煅龙齿 12g,朱茯神 12g,制远志 6g

丹参 10g,酸枣仁 18g,合欢花 15g,首乌藤 30g

法半夏 4.5g,北秫米 12g(注:小黄米),柏子仁 10g,二青竹茹 6g

琥珀粉(研细粉,冲)3g

窦性心动过缓

◎ 医案 1

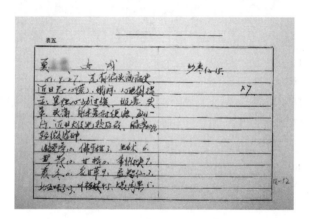

夏某,女,成。

1981 年 9 月 27 日。

原有偏头痛病史,近日感心慌,胸闷,心电图提示:窦性心动过缓。眠差,头晕,头痛,身体差时便溏,每日一行,近日大便先软后硬,脉率 60 次 /min,轻微浮肿。

潞党参 10g,黄芪 10g,麦冬 6g,北五味子 3g

佛手柑 3g,甘松 6g,炙甘草 9g,川桂枝 4.5g

生白术 6g,制附片 9g,益智仁 3g,煨肉豆蔻 5g

炒酸枣仁 15g

7 剂。

◎ 医案 2

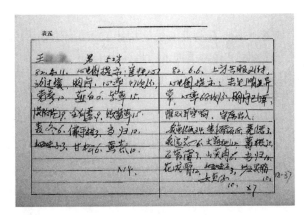

王某,男,52 岁。

1982 年 4 月 11 日。

心电图提示:窦性心动过缓。胸闷,心率 47 次 /min。

党参 10g,淡附片 9g,麦冬 6g,北五味子 3g

薤白 6g,全瓜蒌 9g,佛手柑 3g,甘松 6g

紫草 15g,败酱草 15g,当归 10g,黄芪 10g

14 剂。

1982 年 6 月 6 日。

上方共服 21 付。心电图提示:未见明显异常。心率 68 次 /min,胸闷已弭,唯双耳鸣响。守原出入。

炙龟板 24g,炙远志 6g,石菖蒲 3g,花龙骨 12g

制磁石 18g,大熟地 12g,山萸肉 6g,北五味子 3g

羌活 3g,葛根 30g,当归 10g,炒五灵脂 10g

女贞子 10g

7 剂。

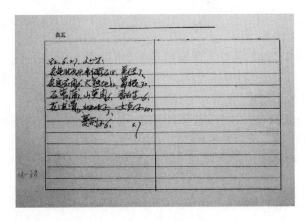

1982 年 6 月 27 日。

处方。

炙龟板 24g,炙远志 6g,石菖蒲 3g,花龙骨 12g

制磁石 18g,大熟地 12g,山萸肉 6g,北五味子 3g

羌活 3g,葛根 30g,香白芷 6g,女贞子 10g

蔓荆子 6g

7 剂。

◎ 医案 3

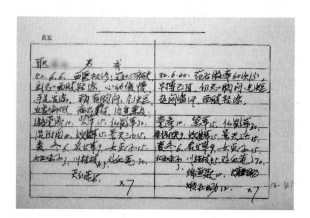

耿某,男,成。

1982 年 6 月 6 日。

西医拟诊:冠心病史。刻感面肢轻浮,心动缓慢,手足发凉,稍有胸闷,气短,血象偏低。病出两歧,治宜兼及。

潞党参 10g,淡附片 10g,麦冬 6g,北五味子 3g

紫草 15g,败酱草 15g,炙甘草 9g,川桂枝 4.5g

仙鹤草 30g,景天三七 15g,女贞子 15g,鸡血藤 30g

天仙藤 6g

7 剂。

【按】医案中"血象偏低",影印件没有写明是红细胞、白细胞和血小板何者偏低,从处方和 6 月 27 日复诊推测,红细胞、血小板偏低为主,白细胞略低。

1982 年 6 月 20 日。

药后脉率 60 次 /min,早搏已弭,仍感胸闷、气短,夜间盗汗,面肢轻浮。

党参 10g,淡附片 9g,麦冬 6g,北五味子 3g

紫草 15g,败酱草 15g,炙甘草 9g,川桂枝 4.5g

仙鹤草 30g,景天三七 15g,女贞子 15g,鸡血藤 30g

绵黄芪 10g,煅牡蛎 12g

7 剂。

1982 年 6 月 27 日。

化验血常规：白细胞计数 $3.9 \times 10^9/L$，中性粒细胞 63%，淋巴细胞 35%，单核细胞 2%；血红蛋白 79g/L，血小板 $71 \times 10^9/L$，红细胞 $3.7 \times 10^{12}/L$，脉率 60 次 /min，上药后出汗好转但未弭，全身无力。守原出入。

潞党参 10g，制附片 9g，麦冬 6g，北五味子 3g

绵黄芪 10g，全当归 10g，紫草 15g，败酱草 15g

仙鹤草 30g，景天三七 15g，女贞子 15g，鸡血藤 30g

丹参 10g，甘松 6g

7 剂。

【按】医案影印件中的"白细胞计数 39 000"，参考 1982 年 6 月 6 日医案"血象偏低"，当为"白细胞计数 3 900"之笔误，即旧制 $3\,900/mm^3$，规范单位为 $3.9 \times 10^9/L$。

窦性心动过速

◎ 医案 1

蔡某,男,成。宿县(现安徽省宿州市)地区文化局。

1981 年 11 月 29 日。

心电图提示:窦性心动过速,左室高电压。血压偏高,血压:154/100mmHg。自觉疲乏,头昏,手指关节疼痛,无麻木感,失眠,记忆力减退,晨起口苦,夜间时时惊惕,肌肉瞤动。拟方。

制磁石 20g,干地黄 12g,肥玉竹 10g,北五味子 3g

珍珠母 24g,生牡蛎 24g,干地龙 10g,制豨莶草 10g

煅龙齿 12g,朱茯神 12g,炙远志肉 6g,合欢皮 15g

炒知母 6g,白附子 3g

7 剂。

1981 年 12 月 6 日。

药后心慌,失眠减轻,夜间惊惕肉瞤仍存在。守原出入。

制磁石 18g,干地黄 12g,肥玉竹 10g,北五味子 3g

煅龙齿 12g,朱茯神 12g,炙远志肉 6g,珍珠母 24g

丹参 10g,酸枣仁 18g,合欢花 15g,首乌藤 30g

白附子 3g

7 剂。

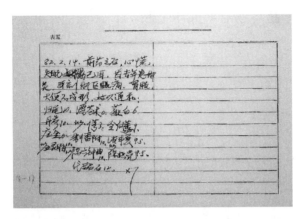

1982 年 2 月 14 日。

前药之后,心慌、失眠已弭,因去年患肝炎,刻肝区痛,胃胀,大便不成形。姑以通和。

当归尾 10g,丹参 10g,广郁金 6g,炒五灵脂 10g

漂苍术 6g,炒川芎 3g,制香附 10g,炒陈六神曲 10g

薤白 6g,全瓜蒌 9g,法半夏 4.5g,炒陈枳壳 4.5g

代赭石 12g

7 剂。

◎ 医案 2

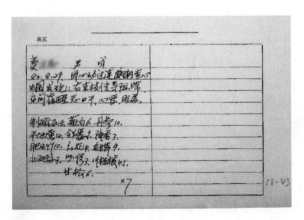

费某,男,成。

1982 年 8 月 29 日。

因心动过速查心电图,发现:右束支传导阻滞。夜间寐醒感口干,心悸,眠差。

制磁石 18g,干地黄 12g,肥玉竹 10g,北五味子 3g,

薤白 6g,全瓜蒌 9g,红花 4g,炒川芎 3g,

丹参 10g,降香 3g,炙甘草 9g,川桂枝 4.5g,
甘松 6g。
7 剂。

右心室肥大

◎ 医案

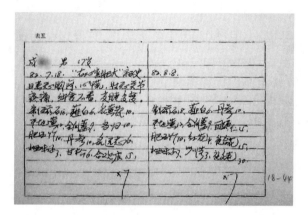

成某,男,17 岁。

1982 年 7 月 18 日。

"右心室肥大"病史,日来感胸闷、心慌,时感关节疼痛,纳食不香,夜眠多梦。

制磁石 18g,干地黄 12g,肥玉竹 10g,北五味子 3g

薤白 6g,全瓜蒌 9g,丹参 10g,甘松 6g

炙黄芪 10g,当归 10g,炙远志 6g,合欢皮 15g

7 剂。

1982 年 8 月 8 日。

制磁石 18g,干地黄 12g,肥玉竹 10g,北五味子 3g

薤白 6g,全瓜蒌 9g,红花 4g,炒川芎 3g

丹参 10g,酸枣仁 15g,合欢花 15g,首乌藤 30g

7 剂。

不寐

◎ 医案 1

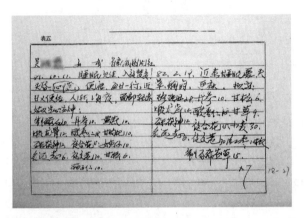

吴某,女,成。省新闻图片社。

1981 年 10 月 11 日。

　　睡眠欠佳,入夜梦多,头昏,心慌,便溏,每日一行,近日又便结。人渐消瘦,面部轻浮。姑以宁心安神。

　　制磁石 18g,煅龙骨 12g,朱茯神 12g,炙远志 6g

　　丹参 10g,酸枣仁 18g,合欢花 15g,首乌藤 30g

　　黄芪 10g,甘枸杞 10g,女贞子 10g,甘松 6g

　　柏子仁 10g

1982 年 2 月 19 日。

　　近来睡眠差,头晕,胸闷,手麻。拟方。

　　珍珠母 24g,煅龙齿 12g,朱茯神 12g,炙远志 6g

　　丹参 10g,酸枣仁 18g,合欢花 15g,首乌藤 30g

　　甘松 6g,甘草 9g,小麦 30g,红枣 10 枚

　　制豨莶草 15g

　　7 剂。

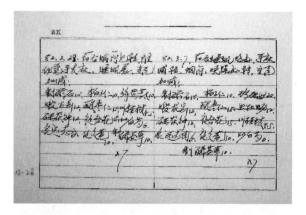

1982 年 2 月 28 日。

药后胸闷见轻,唯仍觉手发麻,睡眠差。守原加减。

制磁石 18g,煅龙齿 12g,朱茯神 12g,炙远志 6g

柏子仁 10g,酸枣仁 15g,合欢花 15g,首乌藤 30g

绵黄芪 10g,川桂枝 4.5g,炒白芍 6g,制豨莶草 10g

7 剂。

1982 年 3 月 7 日。

药后睡眠略好,手麻减轻,胸闷,烦躁好转。守原加减。

制磁石 18g,煅龙齿 12g,朱茯神 12g,炙远志肉 6g

柏子仁 10g,酸枣仁 15g,合欢花 15g,首乌藤 30g

珍珠母 20g,生牡蛎 12g,川桂枝 4.5g,炒白芍 6g

制豨莶草 10g

7 剂。

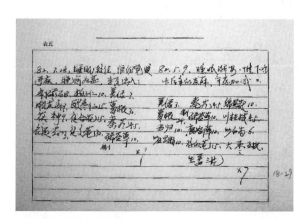

1982 年 3 月 28 日。

睡眠较佳,唯仍觉手麻,晚间为甚。守原出入。

制磁石 18g,煅龙齿 9g,茯神 9g,炙远志 3g

柏子仁 10g,酸枣仁 15g,合欢花 15g,首乌藤 30g
羌活 3g,葛根 30g,秦艽 4.5g,制豨莶草 10g
7 剂。
1982 年 5 月 9 日。
睡眠渐安,唯下凉水后手似发麻。守原加减。
羌活 3g,葛根 24g,当归 10g,炒五灵脂 10g
秦艽 4.5g,制豨莶草 10g,鹿衔草 10g,鸡血藤 15g
绵黄芪 10g,川桂枝 4.5g,炒白芍 6g,大枣 5 枚
生姜 3 片
7 剂。

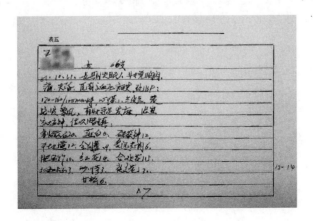

1982 年 6 月 27 日。
近因出差停药,下凉水后手仍发麻。守原出入。
绵黄芪 10g,当归 10g,川桂枝 4.5g,炒白芍 6g
羌活 3g,桑枝 10g,片姜黄 6g,秦艽 4.5g
鹿衔草 10g,制豨莶草 10g,生姜 3 片,红枣 5 个
7 剂。

◎ 医案 2

王某,女,66 岁。

1981 年 10 月 11 日。

长期失眠,时觉胸闷痛,头昏,原有高血压病史,现血压:(160 ～ 170)/100mmHg。心慌,气短,走路发飘,有时手足发麻。治宜宁心安神,佐以潜镇。

制磁石 20g,干地黄 12g,肥玉竹 10g,北五味子 3g

薤白 6g,全瓜蒌 9g,红花 4g,炒川芎 3g

朱茯神 12g,炙远志肉 6g,合欢花 15g,首乌藤 30g

甘松 6g

7 剂。

◎ 医案 3

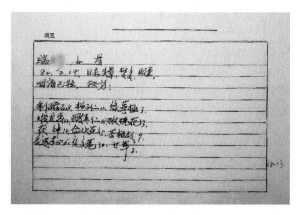

端某,女,成。

1982 年 2 月 14 日。

日来头晕,梦多,眠差,咽痛已轻。拟方。

制磁石 18g,煅龙齿 12g,茯神 12g,炙远志 6g

柏子仁 10g,酸枣仁 18g,合欢花 15g,首乌藤 30g

绿萼梅 3g,玫瑰花 3g,苦桔梗 9g,甘草 3g

◎ 医案 4

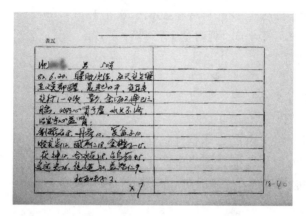

沈某,男,50 岁。

1982 年 6 月 20 日。

睡眠欠佳,每天夜里睡至 2 点即醒,晨起口干,夜尿多,夜行 1 ~ 4 次,量少,余沥不净已 3 月余。此乃心肾亏虚,水火不济,治宜宁心益肾。

制磁石 18g,煅龙齿 12g,茯神 12g,炙远志 6g

丹参 10g,酸枣仁 18g,合欢花 18g,首乌藤 30g

覆盆子 10g,金樱子 15g,台乌药 4.5g,益智仁 9g

北五味子 3g。

7 剂。

◎ 医案 5

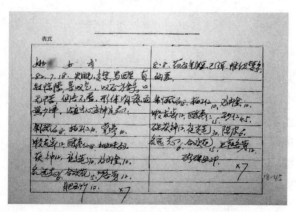

姚某,女,成。

1982 年 7 月 18 日。

失眠,多梦,易醒,有时惊悸,喜叹气,叹后方舒,口无干苦,纳谷不香,形体消瘦,面黄少泽。治宜宁心安神定志。

制磁石 18g,煅龙齿 12g,茯神 12g,炙远志 6g

柏子仁 10g,酸枣仁 18g,首乌藤 30g,合欢花 15g

党参 10g,北五味子 3g,鸡内金 10g,炒谷芽 12g

肥玉竹 10g

7 剂。

1982 年 8 月 8 日。

药后气短已弭,唯仍梦多,纳差。

制磁石 18g,煅龙齿 12g,朱茯神 12g,炙远志 6g

柏子仁 10g,酸枣仁 15g,首乌藤 30g,合欢花 15g

鸡内金 10g,砂仁 4.5g,陈皮 6g,生、熟谷芽各 12g

珍珠母 24g

7 剂。

◎ 医案 6

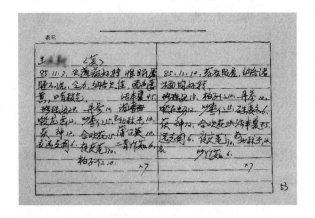

朱某。

1985 年 11 月 3 日。复诊。

头痛病好转,唯眠差,睡不沉,乏力,纳谷欠佳,面色萎黄,口有秽气。

珍珠母 24g,煅龙齿 12g,茯神 12g,炙远志肉 6g

丹参 10g,炒酸枣仁 15g,合欢花 15g,首乌藤 30g

法半夏 4.5g,北秫米(包)12g,蒲公英 10g,二青竹茹 6g

柏子仁 10g

7 剂。

1985 年 11 月 10 日。

药后眠差,纳谷诸方面均好转。

珍珠母 18g,煅牡蛎 12g,茯神 12g,炙远志肉 6g

柏子仁 10g,炒酸枣仁 15g,合欢花 15g,首乌藤 30g

丹参 10g,朱麦冬 6g,法半夏 4.5g,北秫米(包)12g
炒竹茹 6g
7 剂。

◎ 医案 7

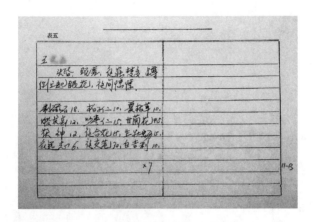

王某。
头昏,眠差,夜寐梦多,蹲倒立起眼花,夜间惊悸。
制磁石 18g,煅龙齿 12g,茯神 12g,炙远志 6g
柏子仁 10g,炒酸枣仁 15g,合欢花 15g,首乌藤 30g
夏枯草 10g,甘菊花 4.5g,生牡蛎 15g,白蒺藜 10g
7 剂。
【按】蹲倒立起眼花:徽州方言"蹲倒"指蹲下来,即蹲下来再站立则眼花。

胃脘痛

◎ 医案 1

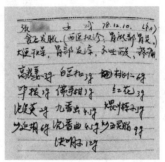

张某,女,成。

1978 年 12 月 10 日。初诊。

食后发胀(西医拟诊为胃底部胃炎),大便干燥,胃部发凉,不吐酸,疼痛。

高良姜 3g,荜茇 3g,泡吴茱萸 2g,炒延胡索 6g

白豆蔻 3g,佛手柑 3g,九香虫 4.5g,沉香曲 4.5g

桃仁 6g,红花 3g,煨川楝子 5g,炒五灵脂 9g

决明子 12g

◎ 医案 2

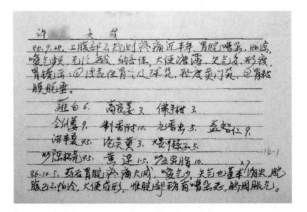

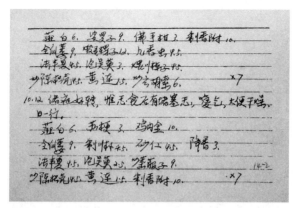

许某,女,成。

1980 年 9 月 28 日。

上腹部不规则疼痛近半年,胃脘嘈杂,怕凉,嗳气频,无反酸,纳谷佳,大便溏薄,矢气多,形瘦。胃镜示:浅表性胃炎及球炎,轻度贲门炎;胃黏膜脱垂。

薤白 6g,全瓜蒌 9g,法半夏 4.5g,炒陈枳壳 4.5g

高良姜 3g,制香附 10g,泡吴茱萸 3g,黄连 1.5g

佛手柑 3g,九香虫 5g,煨川楝子 5g,炒五灵脂 10g

益智仁 9g

7 剂。

1986 年 10 月 5 日。

药后胃脘疼痛大减,嗳气少,矢气也基本消失,脘腹已不怕冷,大便成形,唯脘部稍有嘈杂感,脐周胀气。

薤白 6g,全瓜蒌 9g,法半夏 4.5g,炒陈枳壳 4.5g

娑罗子 9g,煅瓦楞子 12g,泡吴茱萸 3g,黄连 1.5g

佛手柑 3g,九香虫 4.5g,煨川楝子 4.5g,炒延胡索 6g

制香附 10g

7 剂。

1986 年 10 月 12 日。

诸症好转,唯感食后有堵塞感,嗳气,大便干燥,日一行。

薤白 6g,全瓜蒌 9g,法半夏 4.5g,炒陈枳壳 4.5g

苏梗 3g,制川厚朴 4.5g,泡吴茱萸 2.5g,黄连 1.5g

鸡内金 10g,砂仁 4.5g,炒莱菔子 9g,制香附 10g

降香 3g

7 剂。

◎ **医案 3**

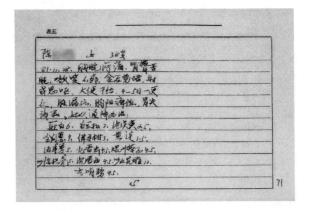

陈某,女,38 岁。

1981 年 11 月 28 日。

胸脘闷痛,背脊苦胀,欲嗳不爽,食后觉堵,时或思呕,大便干结,4 ～ 5 日一
更衣,脉濡弦,胸阳痹阻,胃失降和,姑以通降为治。

薤白 6g,全瓜蒌 9g,法半夏 5g,炒陈枳壳 5g

白豆蔻 3g,佛手柑 3g,九香虫 4.5g,沉香曲 4.5g

泡吴茱萸 2.5g,黄连 1.5g,煨川楝子 4.5g,炒五灵脂 10g

玄明粉 4.5g

5 剂。

◎ **医案 4**

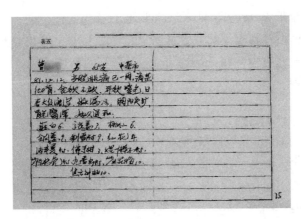

曹某,男,65 岁。中菜市。

1981 年 12 月 12 日。

当脘胀痛已 1 周,痛甚彻背,食欲不启,并欲嗳气,日来大便溏泄,脉濡弦。
胸阳失旷,胃气壅滞,姑以通和。

薤白 6g,全瓜蒌 9g,法半夏 4.5g,炒陈枳壳 4.5g
高良姜 3g,制香附 9g,佛手柑 3g,九香虫 4.5g
桃仁 6g,红花 4g,煨川楝子 4.5g,炒五灵脂 10g
焦六神曲 10g

◎ **医案 5**

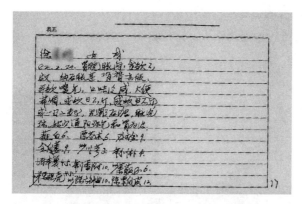

徐某,女,成。

1982 年 2 月 20 日。

胃脘胀闷,食欲不启,纳后胀甚,背膂亦胀,并欲嗳气,口味泛咸,大便弗调,或数日不解,或一日二起,先硬后溏,脉沉弦。姑以通阳、理气、和胃为治。

薤白 6g,全瓜蒌 9g,法半夏 4.5g,炒陈枳壳 4.5g
漂苍术 6g,炒川芎 3g,制香附 10g,炒陈六神曲 10g
鸡内金 9g,制川厚朴 4g,炒莱菔子 6g,陈瓢皮 12g

【按】陈瓢皮:陈壶卢瓢(《本草纲目》),别名葫芦瓢。味甘、苦,性平。具利水、消肿之功。

◎ **医案 6**

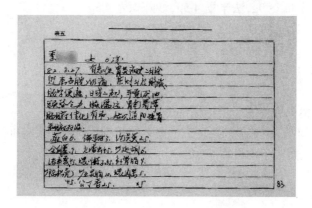

季某,女,63 岁。

1982 年 3 月 27 日。

有急性胃炎病史 2 月余,近来当脘仍痛,甚则引及脐腹,肠鸣便溏,日或二起,并觉厌油,头昏乏力,脉濡弦。胃气着滞,肠腑传化有乖,姑以通阳、理胃、和腑为治。

薤白 6g,全瓜蒌 9g,法半夏 4.5g,炒陈枳壳 4.5g

佛手柑 3g,九香虫 4.5g,煨川楝子 4.5g,炒五灵脂 10g

泡吴茱萸 2.5g,炒延胡索 6g,补骨脂 9g,煨肉豆蔻 5g

公丁香 2.5g

5 剂。

◎ 医案 7

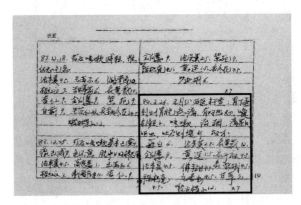

程某。男,成。

1984 年 2 月 26 日。

元月份西医检查:胃下垂。刻则胃脘疼痛,有灼热感,嗳气频频,咳嗽痰稠,痛甚则呕吐,吐后则缓解。拟方。

薤白 6g,全瓜蒌 9g,法半夏 4.5g,炒陈枳壳 4.5g

泡吴茱萸 2.5g,黄连 1.5g,佛手柑 4.5g,九香虫 4.5g

炙黄芪 12g,炙升麻 4.5g,炙柴胡 4.5g,甘草 3g

煅瓦楞子 12g

7 剂。

【按】本案见原件右下角加框部分。

该患者(程某)患肺癌,在王任之先生处长期服药。就诊期间,偶患胃痛嗳气咳嗽,故将此案归于内科胃脘痛。

腹痛

◎ 医案 1

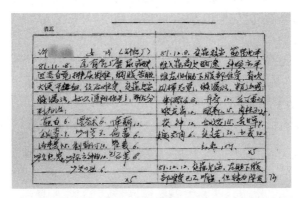

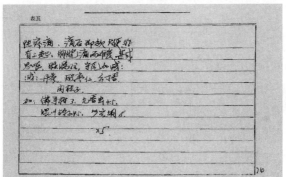

许某,女,成。针织厂。

1981 年 11 月 28 日。

原有乳糜尿病史,近来自觉排尿困难,胸腹苦胀,大便干细,便后难受,夜寐欠安,脉濡弦。姑以通阳理气,并佐分利为治。

薤白 6g,全瓜蒌 9g,法半夏 4.5g,炒陈枳壳 4.5g

漂苍术 6g,炒川芎 3g,制香附 10g,炒陈六神曲 10g

川萆薢 10g,萹蓄 6g,瞿麦 6g,石韦(包)8g

炒知母 6g

5 剂。

1981 年 12 月 8 日。

夜寐较安,筋惕见平,唯入寐尚欠酣逸,神烦亦平,唯左侧肋下、腹部难受,有吹风样感觉。脉濡弦。守原加减。

制磁石 18g,煅龙齿 12g,茯神 12g,炙远志肉 6g

丹参 10g,酸枣仁 15g,合欢花 15g,首乌藤 30g

公丁香 2.5g,肉桂子 2.5g,炙甘草 9g,小麦 30g

红枣 10 个

5 剂。

【按】肉桂子,为樟科植物肉桂的幼嫩果实,《本草纲目拾遗》名"桂丁",辛、甘,温,《中药志》谓其"温中散寒,治胃脘寒痛呕哕"。

1981 年 12 月 12 日。

随访,夜寐见安,左肋下腹部难受已不明显,但转为阵发性疼痛,痛后即欲大便,昨有三起。胸脘痛而难受,甚或思呕,脉濡弦。守原加减。

减:丹参、酸枣仁、公丁香、肉桂子。

加:佛手柑 3g,九香虫 4.5g,煨川楝子 4.5g,炒延胡索 6g。

5 剂。

◎ 医案 2

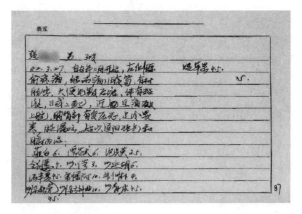

张某,男,30 岁。

1982 年 3 月 27 日。

自去年 11 月开始,左侧腰俞疼痛,继而痛引腹部,有时肠鸣,大便先硬后溏,伴有黏液,日或二起,近且痛及上脘,胸背部有受压感,足冷畏寒,脉濡弦,姑以通阳、理气、和腑为治。

薤白 6g,全瓜蒌 9g,法半夏 4.5g,炒陈枳壳 4.5g

漂苍术 6g,炒川芎 3g,制香附 10g,炒陈六神曲 10g

泡吴茱萸 2.5g,炒延胡索 6g,制川厚朴 4g,炒青皮 4.5g

煨草果 4.5g

5 剂。

◎ 医案 3

程某。男，成。

1983 年 7 月 10 日。

日来大便次数多，大便先溏后干，脐周腹痛，纳差，大便一日 2 ~ 3 行。守原出入。

生白术 6g，茯苓 10g，益智仁 3g，煨肉豆蔻 4.5g

公丁香 2.5g，炒小茴香 2.5g，泡吴茱萸 2.5g，炒延胡索 6g

煨诃子 4.5g，炒怀山药 10g，白扁豆 10g，炒陈六神曲 10g

7 剂。

【按】根据王润医师记录王任之先生诊案原始材料的顺序，本医案是肺癌腹痛腹泻案。

医案原件缺患者姓名等。该患者（程某）因肺癌在王任之先生处长期服药，此系医案原件续页，故缺。

膈肌痉挛

◎ 医案

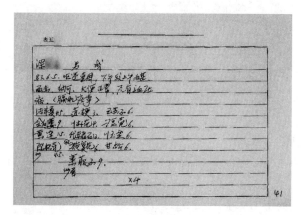

梁某,男,成。

1983 年 6 月 5 日。

呕逆 1 周,下午较上午为甚,面赤,纳可,大便正常,原有高血压病。(膈肌痉挛)

法半夏 4.5g,全瓜蒌 9g,黄连 1.5g,炒陈枳壳 4.5g

苏梗 3g,川厚朴花 14g,代赭石 12g,旋覆花(布包)6g

玉苏子 6g,刀豆壳 6g,川郁金 6g,甘松 6g

莱菔子(炒香)9g

4 剂。

痞满

◎ 医案 1

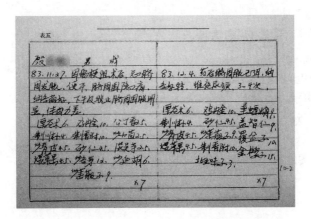

郑某,女,49 岁。

1982 年 3 月 13 日。

腰俞酸胀,胀引少腹,食后胀甚,并欲嗳气,大便先硬后溏,日来溏薄,便前肠鸣,偶或乍痛,面肢微浮,脉沉细,姑以理气和腑为治。

漂苍术 6g,制川厚朴 4g,炒青皮 4.5g,煨草果 4.5g

鸡内金 10g,公丁香 2.5g,炒泽泻 10g,车前子 10g

台乌药 4.5g,制香附 10g,川桂枝 4.5g,天仙藤 6g

炒陈六神曲 10g

5 剂。

◎ 医案 2

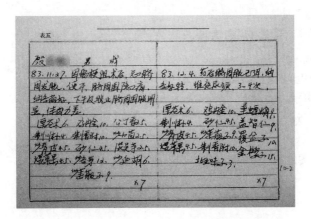

殷某,男,成。

1983 年 11 月 27 日。

因肠梗阻术后,感脐周发胀,便干,脐周围隐痛,纳谷尚好,下午及晚上脐周围胀明显,体力差。

漂苍术 6g,制川厚朴 4g,炒青皮 4.5g,煨草果 4.5g

鸡内金 10g,制香附 10g,砂仁 4.5g,炒谷芽 12g

公丁香 2.5g,炒小茴香 2.5g,淡吴茱萸 2.5g,炒延胡索 6g

炒莱菔子 9g

7 剂。

1983 年 12 月 4 日。

药后脐周胀已弭,纳谷好转,唯夜尿频,3 ~ 4 次。

漂苍术 6g,制川厚朴 4g,炒青皮 4.5g,煨草果 4.5g

鸡内金 10g,砂仁 4.5g,炒莱菔子 9g,制香附 10g

桑螵蛸 9g,益智仁 9g,覆盆子 10g,金樱子 15g

北五味子 3g

7 剂。

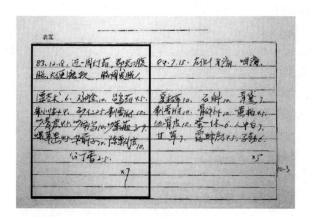

1983 年 12 月 18 日。

近 1 周停药,即感腹胀,大便溏软,脐周发胀。

漂苍术 6g,制川厚朴 4g,炒青皮 4.5g,煨草果 4.5g

鸡内金 10g,砂仁 2.5g,炒泽泻 10g,车前子 10g

台乌药 4.5g,制香附 10g,炒莱菔子 9g,陈瓢皮 10g

公丁香 2.5g

7 剂。

【按】本案原件见图片的左侧加框部分。

◎ 医案 3

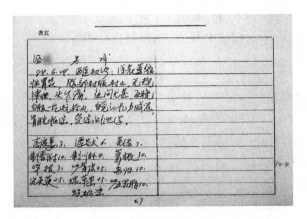

汤某,男,成。

1984 年 6 月 24 日。

西医拟诊:浅表萎缩性胃炎。腹部时胀时止,无规律性,头乍痛,夜间尤甚,每晚自服一片抗栓丸,自觉记忆力减退,胃脘怕凉,受凉则泄泻。

高良姜 3g,制香附 10g,荜茇 13g,泡吴茱萸 2.5g

漂苍术 6g,制川厚朴 4g,炒青皮 4.5g,煨草果 4.5g

羌活 3g,葛根 30g,当归 10g,炒五灵脂 10g

蜈蚣 2 条

7 剂。

◎ 医案 4

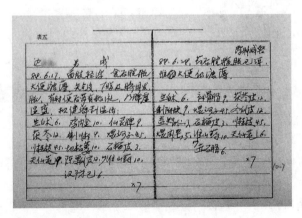

边某,男,成。

1984 年 6 月 17 日。

面肢轻浮,食后脘胀,大便溏薄,矢气多,下腹及脐周发胀,有时便后带有黏液。乃脾虚湿盛,拟健脾利湿法。

生白术 6g,茯苓 12g,川桂枝 4.5g,天仙藤 9g

鸡内金 10g,制川厚朴 4g,地骷髅 10g,陈瓢皮 12g

淫羊藿 9g,煨诃子 4.5g,石榴皮 3g,炒怀山药 10g

汉防己 6g

7 剂。

【按】地骷髅,影印件作"地枯萎",为其别名。《本草纲目》记载:"地骷髅,乃刈莱菔时偶遗未尽者,根入地,瘦而无肉,老而多筋,如骷髅然,故名。"地骷髅味甘、微辛,性平。具行气消积,化痰,利水消肿之功。

1984 年 6 月 24 日。

药后脘腹胀已弭,浮肿减轻,唯大便仍溏薄。

生白术 6g,制附片 9g,益智仁 3g,煨肉豆蔻 5g

补骨脂 9g,煨诃子 4.5g,石榴皮 3g,怀山药 10g

茯苓皮 12g,冬瓜皮 12g,川桂枝 4.5g,天仙藤 6g

炒赤石脂 6g

7 剂。

◎ 医案 5

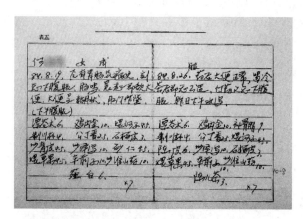

何某,女,成。

1984 年 8 月 19 日。

原有胃肠炎病史,刻感下腹胀,肠鸣,晨起即欲大便,大便呈糊状,肛门作坠,下午腹胀。

漂苍术 6g,制川厚朴 4g,炒青皮 4.5g,煨草果 4.5g

鸡内金 10g,公丁香 2.5g,炒泽泻 10g,车前子 10g

煨诃子 4.5g,石榴皮 3g,砂仁 4.5g,炒怀山药 10g

薤白 6g

7 剂。

1984 年 8 月 26 日。

服药后,大便正常,喝冷茶后即感不适,停药又感下腹胀,昨日下午水泻。

漂苍术 6g,制川厚朴 4g,陈皮 6g,煨草果 4.5g

鸡内金 10g,公丁香 2.5g,炒泽泻 10g,车前子 10g

补骨脂 9g,煨诃子 4.5g,石榴皮 3g,炒怀山药 10g

陈儿茶 3g

7 剂。

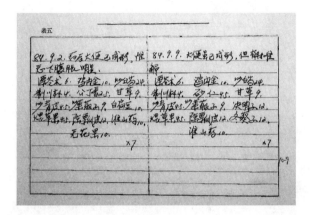

1984 年 9 月 2 日。

药后大便已成形,唯感下腹胀明显。

漂苍术 6g,制川厚朴 4g,炒青皮 4.5g,煨草果 4.5g

鸡内金 10g,公丁香 2.5g,炒莱菔子 9g,陈瓢皮 12g

炒白芍 24g,甘草 9g,白扁豆 10g,怀山药 10g

无花果 10g

7 剂。

1984 年 9 月 9 日。

大便虽已成形,但有时难解。

漂苍术 6g,制川厚朴 4g,炒青皮 4.5g,煨草果 4.5g

鸡内金 10g,砂仁 4.5g,炒莱菔子 9g,陈瓢皮 12g

炒白芍 24g,甘草 9g,决明子 12g,冬葵子 12g

怀山药 10g

7 剂。

◎ 医案 6

孙 男 60岁
86.7.13. 长夏季节，湿热内蕴，阻滞中、下二焦，舌苔黄厚而腻，舌偏红，口黏，口渴不欲饮，纳呆，脐周作胀，泛黄，大便干燥，自觉内火较甚，手心发热，夜卧经常喉痒，干咳。
法半夏4.5 佩兰10 漂苍术6
橘红衣3 藿香3 制川朴4 决明子15
苦桔梗9 蒲公英10 炒青皮4.5
瓜蒌皮9 陈枳壳4.5 煨草果4.5 ×10
86.8.3. 服上药后，腹胀见弭，纳谷已馨，口黏、干咳诸症减轻，舌苔较前有所化，唯觉两腰俞疼痛，用力时痛甚，下肢疲软，肢体微浮。
14-14

独活6 炙金毛狗脊10 炮川乌3
桑寄生10 炒怀牛膝10 [illegible]9 九香虫4.5
杜仲10 补骨脂9 仙茅6
炒续断6 巴戟天9 石楠叶10 ×10
14-15

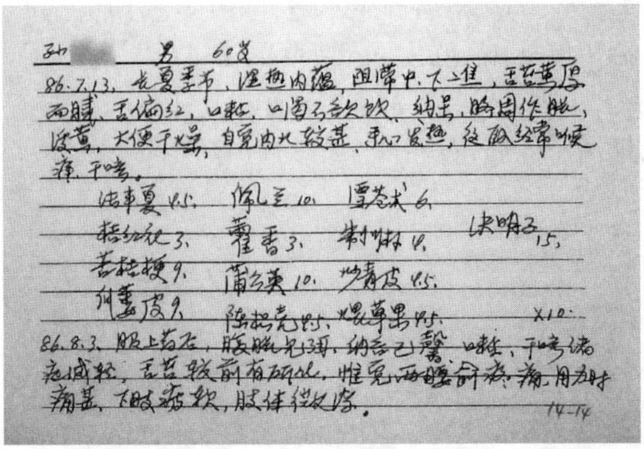

孙某，男，60岁。

1986年7月13日。

长夏季节，湿热内蕴，阻滞中、下二焦，舌苔黄厚而腻，舌偏红。口黏，口渴不欲饮，纳呆，脐周作胀，泛黄，大便干燥。自觉内火较甚，手心发热。夜卧经常喉痒，干咳。

法半夏 4.5g，橘红衣 3g，苦桔梗 9g，瓜蒌皮 9g

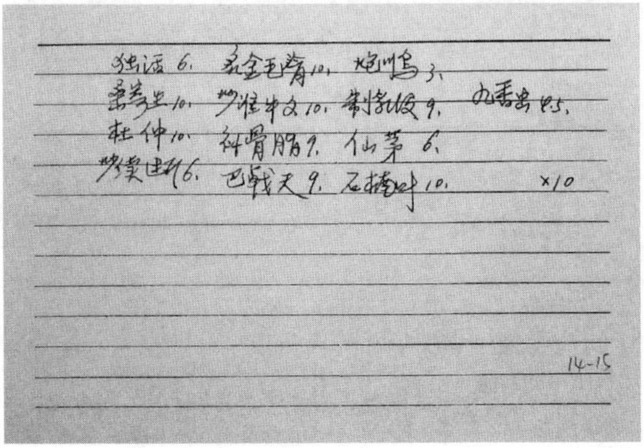

佩兰 10g，藿香 3g，蒲公英 10g，陈枳壳 4.5g

漂苍术 6g，制川厚朴 4g，炒青皮 4.5g，煨草果 4.5g

决明子 15g

10剂。

1986年8月3日。

服上药后，腹胀见弭，纳谷已馨，口黏、干咳诸症减轻，舌苔较前有所化，唯觉两腰俞疼痛，用力时痛甚，下肢疲软，肢体微浮。

独活 6g，桑寄生 10g，杜仲 10g，炒续断 6g

炙金毛狗脊 10g，炒怀牛膝 10g，补骨脂 9g，巴戟天 9g

炮川乌 3g,制乳没(各)9g,仙茅 6g,石楠叶 10g

九香虫 4.5g

10 剂。

泄泻

◎ 医案 1

吴某,男,51 岁。

1983 年 3 月 20 日。

西医拟诊:椎基底动脉供血不足。前几日感头昏,恶心,日来食油腻,即感腹痛,腹泻,肠鸣,大便溏软,不成形。

羌独活(各)9g,葛根 30g,藁本 3g,蔓荆子 6g

甘枸杞 10g,女贞子 10g,当归 10g,炒五灵脂 10g

泡吴茱萸 2.5g,炒延胡索 6g,石榴皮 3g,煨诃子 5g

怀山药 10g

7 剂。

1983 年 3 月 27 日。

药后头晕已弭,大便渐转实,大便前后腹痛,日行四次,嗜睡。

羌独活(各)9g,葛根 30g,藁本 3g,蔓荆子 6g

公丁香 2.5g,肉桂 2.5g,泡吴茱萸 2.5g,炒延胡索 6g

补骨脂 10g,煨诃子 5g,石榴皮 3g,怀山药 10g

赤石脂 6g

7 剂。

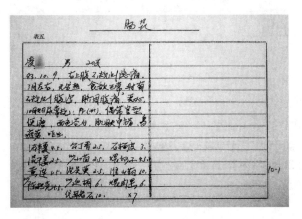

1983年5月29日。

大便不成形,或溏软,日一行,便前腹痛,食油腻及花生米大便尤稀。

生白术6g,制附片9g,益智仁3g,煨肉豆蔻6g

制禹余粮9g,赤石脂6g,石榴皮3g,煨诃子5g

淫羊藿10g,巴戟天10g,白扁豆10g,炒怀山药10g

淡吴茱萸2.5g

7剂。

◎ 医案2

凌某,男,20岁。

1983年10月9日。

右上腹不规则隐痛3月左右,无发热,食欲正常,时有不规则腹泻,脐周腹痛,恶心,10月4日尿常规:蛋白(+++),偶带管型,便溏,面色苍白,肌肤甲错,易疲劳,呕吐。

法半夏4.5g,淡干姜2.5g,黄连1.5g,炒陈枳壳4.5g

公丁香2.5g,炒小茴香2.5g,泡吴茱萸2.5g,炒延胡索6g

石榴皮 3g,煨诃子 4.5g,怀山药 10g,煨肉豆蔻 6g

代赭石 10g

7剂。

【按】本案处方三列药物,分别为病位主因、腹痛主症、时有泄泻兼症而设。

泄泻、恶心、呕吐、右上腹不规则隐痛诸症,病属中焦脾胃不和,影印件第一列药,针对病位和主因,用《伤寒论》半夏泻心汤加减,方中半夏和胃降逆,消痞散结,干姜温中散寒,两药相伍以升脾阳,恢复脾的升清功能;黄连味苦,以泻痞热、降胃气,恢复胃的和降功能,加陈枳壳增强理气行滞之力,兼化痰止呕。脾气能升,胃气能降,则病愈。第二列药针对"脐周腹痛"属积冷、内有久寒者,用公丁香、炒小茴香、泡吴茱萸、炒延胡索,温里散寒,除寒呕,定腹痛。王老常用公丁香、炒小茴香药对。明代龚廷贤《药性歌括四百味》谓"丁香辛热,能除寒呕,心腹疼痛,温胃可晓","小茴性温,能除疝气,腹痛腰痛,调中暖胃"。二香合用,温胃止呕定痛。第三列药针对"不规则腹泻""便溏",用石榴皮、煨诃子、怀山药、煨肉豆蔻,健脾收敛止泻。代赭石为王老书写处方时的最后一味药,具镇逆气、止呕吐功效,降痰涎,以治兼症"呕吐"。

◎ 医案3

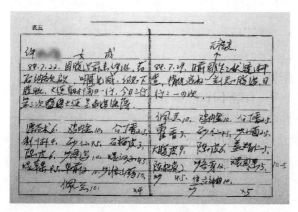

许某,女,成。

1984年7月22日。

因腹泻前未诊治,药后纳谷见启,口腻见减,仍感下腹胀,大便有时隔日一行,今日三行,第三次大便呈溏薄。

漂苍术 6g,制川厚朴 4g,陈皮 6g,煨草果 4.5g

鸡内金 10g,砂仁 4.5g,炒泽泻 10g,车前子 10g

公丁香 2.5g,石榴皮 3g,煨诃子 4.5g,炒怀山药 10g

佩兰 10g

4剂。

1984 年 7 月 29 日。

日前因做乙状结肠镜检查,情况良好,无癌变,刻感腹泻,日行 3 ~ 4 次。

佩兰 10g,藿香 3g,大腹皮 9g,炒陈枳壳 4.5g

鸡内金 10g,砂仁 4.5g,陈皮 6g,炒谷芽 12g

公丁香 2.5g,炒小茴香 2.5g,益智仁 3g,煨肉豆蔻 5g

炒焦六神曲 10g

5 剂。

◎ 医案 4

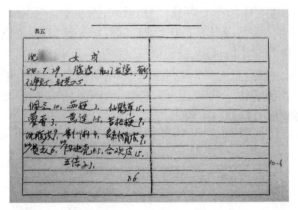

沈某,女,成。

1984 年 7 月 29 日。

腹泻,肛门发坠,有解不净感,时恶心。

佩兰 10g,藿香 3g,大腹皮 9g,炒贯众 6g

苏梗 3g,黄连 1.5g,制川厚朴 4g,炒陈枳壳 4.5g

仙鹤草 15g,苦桔梗 9g,炙刺猬皮 9g,合欢皮 15g

五倍子 3g

6 剂。

◎ 医案 5

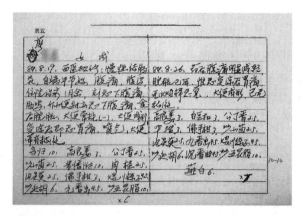

廖某,女,成。

1984 年 8 月 19 日。

西医拟诊断:慢性结肠炎。自端午节开始,腹痛,腹泻,住院治疗 1 月余,刻感下腹痛,肠鸣,解小便时亦感下腹痛,食后脘胀,大便常规(−),大便成形,受凉后即感恶心胃痛,嗳气,大便带有黏液。

当归 10g,炒小茴香 2.5g,泡吴茱萸 2.5g,炒延胡索 6g

高良姜 3g,制香附 10g,佛手柑 3g,九香虫 4.5g

公丁香 2.5g,肉桂 2.5g,煨川楝子 4.5g,炒五灵脂 10g

6 剂。

1984 年 8 月 26 日。

药后腹痛明显减轻,脘胀已弭,唯感受凉后胃痛,无火灼样感觉,大便成形,已无黏液。

高良姜 3g,荜茇 3g,泡吴茱萸 2.5g,炒延胡索 6g

白豆蔻 3g,佛手柑 3g,九香虫 4.5g,沉香曲 4.5g

公丁香 2.5g,炒小茴香 2.5g,煨川楝子 4.5g,炒五灵脂 10g

薤白 6g

7 剂。

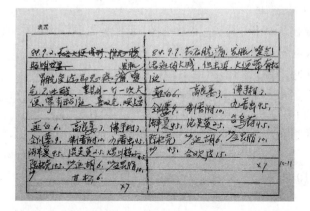

1984 年 9 月 2 日。

胃脘受凉即感疼痛发胀,嗳气,不吐酸,6 天前解 1 次大便,带有黏液,喜叹气,烦躁。

薤白 6g,全瓜蒌 9g,法半夏 4.5g,炒陈枳壳 4.5g

高良姜 3g,制香附 10g,淡吴茱萸 2.5g,炒延胡索 6g

佛手柑 3g,九香虫 4.5g,煨川楝子 4.5g,炒五灵脂 10g

甘松 6g

7 剂。

【按】本案原件"星期一"为"6 天前"。患者于 1984 年 9 月 2 日(星期天)就诊,星期一是 1984 年 8 月 27 日,也就是"6 天前",为便于理解,径改。

1984 年 9 月 9 日。

药后脘痛、发胀、嗳气诸症均大减,但未弭,大便带有黏液。

薤白 6g,全瓜蒌 9g,法半夏 4.5g,炒陈枳壳 4.5g

高良姜 3g,制香附 10g,泡吴茱萸 2.5g,炒延胡索 6g

佛手柑 3g,九香虫 4.5g,台乌药 4.5g,炒五灵脂 10g

合欢皮 15g

7 剂。

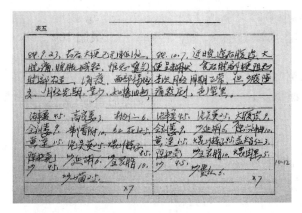

1984 年 9 月 23 日。

药后大便已无黏液,脘痛、脘胀减轻,唯感嗳气,脘部不适,消瘦,面部褐斑多,月经先期,量少,如酱油色。

法半夏 4.5g,全瓜蒌 9g,黄连 1.5g,炒陈枳壳 4.5g

高良姜 3g,制香附 10g,泡吴茱萸 2.5g,炒延胡索 6g

桃仁 6g,红花 2.5g,煨川楝子 4.5g,炒五灵脂 10g

炒小茴香 2.5g

7 剂。

1984 年 10 月 7 日。

近日受凉后腹泻,大便呈糊状,食后脘部梗阻感,本次月经周期正常,但少腹坠痛较剧,色紫黑。

法半夏 4.5g,全瓜蒌 9g,黄连 1.5g,炒陈枳壳 4.5g

泡吴茱萸 2.5g,炒延胡索 6g,煨川楝子 4.5g,炒五灵脂 10g

大腹皮 9g,炒陈六神曲 10g,益智仁 3g,煨肉豆蔻 5g

炒贯众 6g

7 剂。

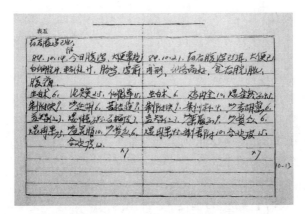

1984 年 10 月 14 日。

药后腹泻已止,唯今日腹泻,大便常规:白细胞(++),黏液(++),肠鸣,泻前腹痛。

生白术 6g,制附片 9g,益智仁 3g,煨肉豆蔻 5g

泡吴茱萸 2.5g,炒延胡索 6g,煨川楝子 4.5g,炒五灵脂 10g

仙鹤草 15g,苦桔梗 9g,石榴皮 3g,炒贯众 6g

合欢皮 12g

7 剂。

1984 年 10 月 21 日。

药后腹泻已弭,大便已成形,纳谷尚好,食后脘胀。

生白术 6g,制附片 9g,益智仁 3g,煨肉豆蔻 4.5g

鸡内金 10g,制川厚朴 4g,炒莱菔子 9g,制香附 10g

煨川楝子 4.5g,炒延胡索 6g,炒贯众 6g,合欢皮 15g

7 剂。

◎ 医案 6

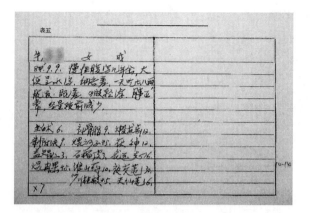

朱某,女,成。

1984 年 9 月 9 日。

慢性腹泻几年余,大便呈水泻,纳谷差,1 天吃七八两,脱发,眠差,四肢轻浮,月事正常,经量较前减少。

生白术 6g,制附片 9g,益智仁 3g,煨肉豆蔻 4.5g

补骨脂 9g,煨诃子 4.5g,石榴皮 3g,怀山药 10g

煅龙齿 12g,茯神 12g,制远志 6g,首乌藤 30g

炒川桂枝 4.5g,天仙藤 6g

7 剂。

◎ 医案 7

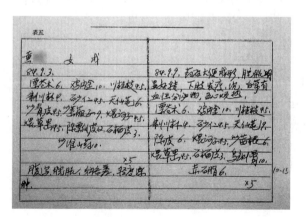

黄某,女,成。

1984 年 9 月 3 日。

腹泻,脘胀,纳谷差,轻度浮肿。

漂苍术 6g,制川厚朴 4g,炒青皮 4.5g,煨草果 4.5g

鸡内金 10g,砂仁 4.5g,炒莱菔子 9g,陈瓢皮 12g

川桂枝 4.5g,天仙藤 6g,煨诃子 4.5g,石榴皮 3g

炒怀山药 10g

5 剂。

1984 年 9 月 9 日。

药后大便成形,脘胀明显好转,下肢发酸、沉,白带有血性分泌物,五心烦热。

漂苍术 6g,制川厚朴 4g,陈皮 6g,煨草果 4.5g

鸡内金 10g,砂仁 4.5g,煨诃子 4.5g,石榴皮 3g

川桂枝 4.5g,天仙藤 9g,炒茜草 6g,乌贼骨 10g

赤石脂 6g

5 剂。

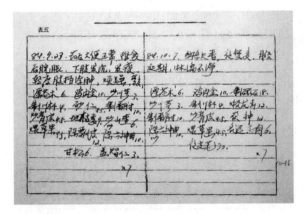

1984 年 9 月 23 日。

药后大便正常,唯食后脘胀,下肢发沉发酸,轻度肢指浮肿,烦躁,梦多。

漂苍术 6g,制川厚朴 4g,炒青皮 4.5g,煨草果 4.5g

鸡内金 10g,砂仁 4.5g,地骷髅 9g,陈瓢皮 12g

炒川芎 3g,制香附 10g,炒山楂 6g,炒陈六神曲 10g

甘松 6g,益智仁 3g

7 剂。

1984 年 10 月 7 日。

纳谷欠香,夜梦多,月经延期,淋漓不净。

漂苍术 6g,炒川芎 3g,制香附 10g,炒陈六神曲 10g

鸡内金 10g,制川厚朴 4g,炒青皮 4.5g,煨草果 4.5g

制磁石 18g,煅龙齿 12g,茯神 12g,炙远志肉 6g

首乌藤 30g

7 剂。

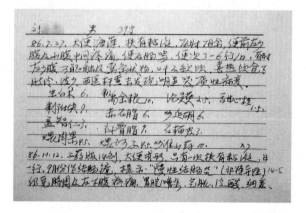

1984 年 10 月 14 日。

因食苹果 1 个,即腹泻,每日一行,稀水便,肠鸣,纳谷欠香,月经延期,淋漓不净,约半个月时间方净,无腹痛及血块。脱发明显。

漂苍术 6g,制川厚朴 4g,炒青皮 4.5g,煨草果 4.5g

鸡内金 10g,砂仁 4.5g,煨诃子 5g,石榴皮 3g

煅龙齿 12g,茯神 12g,远志肉 6g,首乌藤 30g

怀山药 10g

5 剂。

◎ 医案 8

刘某,男,39 岁。

1986 年 7 月 27 日。

大便溏薄,夹有黏液,历时 7 月余,便前左少腹及小腹中间疼痛,便后肠鸣,便次 3 ~ 6 行 / 日,有时左少腹可能触及索条状物,口干不欲饮,喜热饮食,下肢冷,痰少,西医检查未发现明显器质性病变。

生白术 6g,制附片 9g,益智仁 3g,煨肉豆蔻 4.5g

制禹余粮 10g,赤石脂 6g,补骨脂 9g,煨诃子 4.5g

泡吴茱萸 2.5g,炒延胡索 6g,石榴皮 3g,炒怀山药 10g

甜心桂 1.5g

7 剂。

【按】甜心桂:"本于肉桂,去外粗皮,取当中心者"(《本草求真》)。《本经逢原》说:"桂心既去外层苦燥之性,独取中心甘润之味,专温营分之里药。故治九种心痛,腹内冷痛。"

1986 年 10 月 12 日。

上药服 14 剂,大便成形,只有一次夹有黏液,日一行,9 月份做结肠镜,提示"慢性非特异性结肠炎",仍觉脐周及左下腹疼痛,胃脘嘈杂,气胀,反酸,纳差,胃镜示"慢性胃炎,十二指肠球炎","胃黏膜脱垂"。

生白术 6g,制附片 9g,益智仁 3g,煨肉豆蔻 5g

公丁香 3g,炒小茴香 3g,泡吴茱萸 3g,炒延胡索 6g

黄连 1.5g,煅瓦楞子 10g,台乌药 5g,制香附 10g

炒谷芽 12g

7 剂。

便秘

◎ 医案

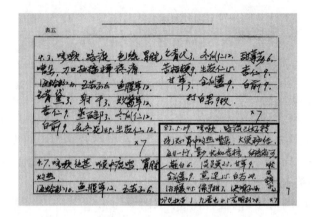

程某。

1983 年 5 月 29 日。

咳嗽、咯痰已好转,现感胃中灼热嘈杂,大便秘结,每日一行,量少,状如杏核,纳谷尚可。

薤白 6g,全瓜蒌 9g,法半夏 4.5g,炒陈枳壳 4.5g

淡吴茱萸 2.5g,黄连 1.5g,佛手柑 3g,九香虫 4.5g

甘草 9g,白芍 24g,决明子 12g,玄明粉 4g

煅瓦楞子 12g

7 剂。

【按】本案原件见图片右下角加框部分。该患者(程某)患肺癌,在王任之先生处长期服药。就诊期间,偶感大便秘结,状如杏核,故将此案归于"内科·便秘"。原件炒陈枳壳缺剂量,根据患者病情和王任之先生用药经验,当为 4.5g,径补。

胁痛

◎ 医案 1

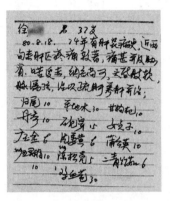

徐某,男,37 岁。

1980 年 8 月 18 日。

1974 年肝炎病史。近两旬来肝区疼痛较著,痛甚并及胁脊,口苦,溲赤,纳谷尚可,头昏肢软,脉濡弦。以疏肝养肝并治。

当归尾 10g,丹参 10g,广郁金 10g,炒五灵脂 10g

平地木 30g,石见穿 15g,片姜黄 6g,炒陈枳壳 5g

甘枸杞 10g,女贞子 10g,蒲公英 10g,二青竹茹 6g,

鸡血藤 30g

◎ 医案 2

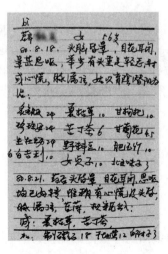

薛某,女,56 岁。

1980 年 8 月 18 日。

头脑昏晕,目花耳闭,晕甚思呕,举步有头重足轻感,时或心慌。脉濡弦。姑以育阴潜阳为治。

炙龟板 24g,珍珠母 24g,生牡蛎 24g,白蒺藜 24g

夏枯草 10g,苦丁茶 6g,野料豆 10g,女贞子 10g

甘枸杞 10g,甘菊花 4.5g,肥玉竹 10g,北五味子 3g

1980 年 8 月 21 日。

药后头昏晕、目花耳闭、思呕均已好转,唯稍有心慌及头昏,脉濡弦,苔薄。拟守原出入。

减:夏枯草,苦丁茶。

加:制磁石 18g,干地黄 12g,白附子 3g。

◎ 医案 3

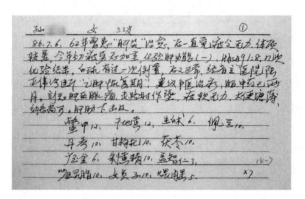

孙某,女,33 岁。

1986 年 7 月 6 日。

1962 年曾患“肝炎”治愈,后一直觉疲乏无力,体质较差,今年初疲劳感加重,化验肝功能(-),HBsAg 1∶8,几次化验结果,白球比值有过一次倒置,后又正常,经省立医院(现安徽省立医院)陆正伟诊断“乙肝恢复期”,建议中医治疗,服中药已两月。刻感肝区胀痛,走路时作坠,疲软无力,大便溏薄,纳谷尚可。肝肋下未及。

鳖甲 12g,丹参 10g,广郁金 6g,炒五灵脂 10g

干地黄 12g,甘枸杞 10g,制黄精 10g,女贞子 10g

生白术 6g,茯苓 10g,益智仁 3g,煨肉豆蔻 5g

佩兰 10g

7 剂。

【按】白球比值:即白蛋白与球蛋白的比值,白蛋白(ALB)的正常值为 35 ~

50g/L,球蛋白(GLB)正常值为 20 ~ 30g/L,白球比值的正常值范围为(1.5 ~ 2.5)：1。当白球比 A/G 小于 1 时,称为白球比倒置,常见于严重肝脏损害。

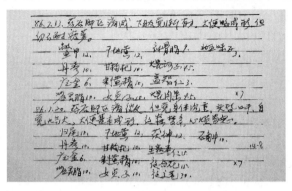

1986 年 7 月 13 日。

药后肝区痛减,下肢渐觉有力,大便略成形,但仍不耐疲劳。

鳖甲 12g,丹参 10g,广郁金 6g,炒五灵脂 10g

干地黄 12g,甘枸杞 10g,制黄精 10g,女贞子 10g

补骨脂 9g,煨诃子 4.5g,益智仁 3g,煨肉豆蔻 4.5g

北五味子 3g

7 剂。

1986 年 7 月 20 日。

药后肝区痛微,但觉身体沉重,头昏口干,自觉火气大,大便基本成形,夜寐梦多,心烦易怒。

当归尾 10g,丹参 10g,广郁金 6g,炒五灵脂 10g

干地黄 12g,甘枸杞 10g,制黄精 10g,女贞子 10g

茯神 12g,生熟酸枣仁(各)15g,合欢花 15g,首乌藤 30g

石斛 10g

7 剂。

1986 年 7 月 27 日。

药后诸病均弭,夜寐亦安,肝区痛已消失,唯觉背部有时发麻,疼痛。

当归尾 10g,丹参 10g,广郁金 6g,炒延胡索 6g

干地黄 12g,甘枸杞 10g,绵黄芪 10g,女贞子 10g

桑寄生 10g,杜仲 10g,片姜黄 6g,炒陈枳壳 4.5g

首乌藤 20g

7 剂。

1986 年 8 月 10 日。

背部不适已弭,唯觉肝区不适,有灼热感,食后胃脘作胀。

当归尾 10g,丹参 10g,广郁金 6g,炒延胡索 6g

干地黄 12g,甘枸杞 10g,绵黄芪 10g,女贞子 10g

全瓜蒌 9g,红花 3g,炒莱菔子 9g,制香附 10g

首乌藤 20g

7 剂。

1986 年 8 月 24 日。

停药 1 周,诸症均有所减轻,唯劳累后肝区不适加重,腹胀,食欲尚佳。

当归尾 10g,丹参 10g,广郁金 6g,炒五灵脂 10g

漂苍术 6g,炒川芎 3g,制香附 10g,炒陈六神曲 10g

绵黄芪 10g,甘枸杞 10g,女贞子 10g,鸡血藤 15g

炒续断 6g

7 剂。

1986 年 9 月 7 日。

上周感冒有所反复,感肝区疼痛,易疲劳,便溏,腹胀已消。

当归尾 10g,丹参 10g,广郁金 6g,炒五灵脂 10g

橘络 3g,丝瓜络 10g,片姜黄 6g,炒陈枳壳 4.5g

绵黄芪 10g,甘枸杞 10g,女贞子 10g,鸡血藤 15g

杜仲 10g

7 剂。

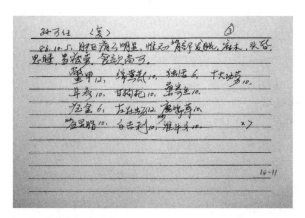

1986 年 10 月 5 日。

肝区痛不明显,唯感背部发胀,麻木,头昏,思睡,易疲劳,食欲尚可。

鳖甲 12g,丹参 10g,广郁金 6g,炒五灵脂 10g

绵黄芪 10g,甘枸杞 10g,左牡蛎 12g,白蒺藜 10g

独活 6g,桑寄生 10g,鹿衔草 10g,炒怀牛膝 10g

十大功劳 10g

7 剂。

◎ 医案 4

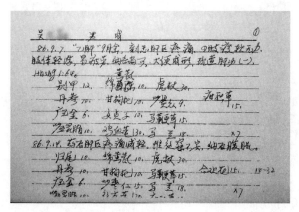

吴某,男,成。

1986 年 9 月 7 日。

"乙肝" 9 月余,刻感肝区疼痛,四肢疲软无力,肢体轻浮,易疲劳,纳谷尚可,大便成形,现查肝功(-),HBsAg:1 : 64。

鳖甲 12g,丹参 10g,广郁金 6g,炒五灵脂 10g

绵黄芪 10g,甘枸杞 10g,女贞子 10g,鸡血藤 30g

虎杖 30g,炒贯众 9g,马鞭草 15g,马兰 18g

爵床 15g

7 剂。

【按】疳积草:王老说,"疳积草就是小青草",是爵床的别名。

1986 年 9 月 14 日。

药后肝区疼痛减轻,唯夜寐不安,纳后腹胀。

鳖甲 12g,丹参 10g,广郁金 6g,炒五灵脂 10g

绵黄芪 10g,甘枸杞 10g,炒酸枣仁 15g,首乌藤 30g

虎杖 30g,马鞭草 15g,马兰 18g,爵床 15g

合欢花 15g

7 剂。

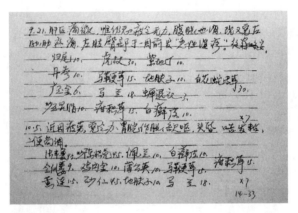

1986 年 9 月 21 日。

肝区痛微,唯仍感疲乏无力,腹胀也消,现又觉左胁肋疼痛,左肢、臀部于 1 周前发"急性湿疹"。夜寐略安。

当归尾 10g,丹参 10g,广郁金 6g,炒五灵脂 10g

虎杖 30g,马鞭草 15g,马兰 18g,爵床 15g

紫花地丁 10g,地肤子 10g,蝉蜕 3g,白鲜皮 10g

白花蛇舌草 30g

7 剂。

1986 年 10 月 5 日。

近因疲劳,觉乏力,胃脘作胀,欲呕,头昏,口苦发黏,二便尚调。

法半夏 4.5g,全瓜蒌 9g,黄连 1.5g,炒陈枳壳 4.5g

鸡内金 10g,砂仁 4.5g,佩兰 10g,蒲公英 10g

地肤子 10g,白鲜皮 10g,马鞭草 15g,马兰 18g

爵床 15g

7 剂。

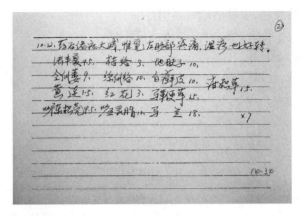

1986 年 10 月 12 日。

药后诸症大减,唯觉左肋部疼痛,湿疹也好转。

法半夏 4.5g,全瓜蒌 9g,黄连 1.5g,炒陈枳壳 4.5g

橘络 3g,丝瓜络 10g,红花 3g,炒五灵脂 10g

地肤子 10g,白鲜皮 10g,马鞭草 15g,马兰 18g

爵床 15g

7 剂。

肋间神经痛

◎ 医案

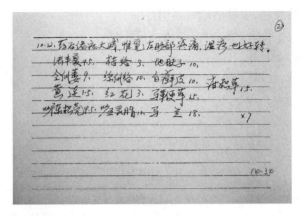

吴某,女,成。

1982 年 8 月 29 日。

右侧肋间神经痛,手臂活动时牵引疼痛。

当归尾 9g,丹参 9g,郁金 6g,炒五灵脂 10g

全瓜蒌 9g,红花 3g,片姜黄 6g,炒陈枳壳 4.5g

制乳香 4.5g,丝瓜络 9g,橘络 3g,新绛 3g

5 剂。

肝硬化

◎ 医案 1

赵某,男,成。

1980 年 8 月 18 日。

原有肝硬化、γ- 球蛋白增多等病史,当年 4 月又发现慢性淋巴结肿大,刻则蛋白电泳 γ- 球蛋白正常(7 月 31 日复查 18.6%)。唯午后低热,四肢乏力,右侧背部带状疱疹趋平,仍有痛感。脉濡弦。为难治。

紫花地丁 12g,重楼 6g,生白术 6g,蒲公英 10g

煨莪术 6g,茯苓皮 12g,金银花 10g,昆布 6g

川桂枝 4.5g,野菊花 6g,海藻 6g,天仙藤 6g

另:西黄醒消丸 1 支,每日 2 ~ 3 次,每次 3g。

【按】本医案的电脑文档形成时间较早,原件在搬家中丢失。本书少量医案缺少原件的原因相同。

◎ 医案 2

陈某,男,成。

肝硬化,肝腹水。

初诊。

大熟地 12g,炒枸杞 9g,全当归 9g,鸡血藤 9g

泡吴茱萸 2.4g,鸡内金 9g,制川厚朴 4.2g,炒黑丑 6g

炒泽泻 6g,制香附 9g,猪苓 6g,陈瓤皮 12g

甜葶苈子(隔纸炒)9g

【按】本医案缺原件,电脑文档缺就诊日期。

二诊。

漂苍术 6g,炒青皮 4.5g,制川厚朴 4.5g,煨草果 4.5g

鸡内金 3g,干蟾皮 4.5g,缩砂仁 9g,益智仁 3g

台乌药 4.5g,陈六神曲 9g,陈瓢皮 3g,天仙藤 3g

制香附 9g

三诊。

当归须 9g,鸡内金 6g,煨川楝子 4.5g,炒延胡索 6g

制川厚朴 3.6g,陈瓢皮 12g,生白术 6g,云茯苓 12g

川桂枝 4.5g,天仙藤 6g,宣木瓜 6g,煨草果 4.5g

四诊。

生白术 6g,带皮茯苓 12g,川桂枝 4.5g,天仙藤 6g

鸡内金 9g,地骷髅 9g,丹参 9g,陈瓢皮 12g

当归须 6g,砂仁壳 4.5g,降香 3g,炒延胡索 6g

宣木瓜 6g,木防己 6g

五诊。

川桂枝 4.5g,绵黄芪 9g,鸡血藤 9g

丹参 9g,炒茜草 6g,炒枸杞 9g,仙鹤草 9g

炒水红花子 6g,宣木瓜 6g

六诊。

炒白术 9g,带皮茯苓 12g,川桂枝 4.5g,天仙藤 6g

绵黄芪 9g,炒枸杞 9g,蒸当归身 9g,鸡血藤 9g

丹参 6g,广郁金 6g,川楝子 4.5g,炒延胡索 6g

炒茜草 9g,炒小蓟 6g

七诊。

炒茜草 6g,炒小蓟 6g,制黄精 9g,肥玉竹 9g

◎ 医案3

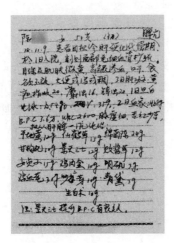

陈某,女,50 岁。

1978 年 11 月 9 日。初诊。

患者因拟诊肝硬化代偿期、脾亢,于 1 日入院。刻则面部毛细血管扩张,目珠及肌肤微黄,齿龈渗血,口干,食欲不启,大便或泻或稠。3 日肝功示:黄疸指数 20mg/dl,血清麝香草酚浊度试验 16 单位,硫酸锌浊度试验 20 单位;1 日蛋白电泳:白蛋白 54%,γ- 球蛋白 35%。2 日血常规:血红蛋白 80g/L,血小板计数 $36×10^9$/L,白细胞计数 $2.6×10^9$/L。脉虚细,舌红少苔。拟从肝脾一源论治。

干地黄 12g,甘枸杞 10g,女贞子 15g,鸡血藤 30g

仙鹤草 15g,景天三七 12g,鸡内金 10g,炒谷麦芽(各)10g

绵茵陈 24g,败酱草 12g,明矾 3g,青黛 3g

生白术 10g

【按】"黄疸指数 20":即黄疸指数 20mg/dl,换算成血清总胆红素为 340μmol/L,接近重度黄疸。

"锌浊",即硫酸锌浊度试验,测定血清中的 γ- 球蛋白的含量,正常值 2 ~ 12 单位,增高见于肝病如肝硬化、慢性肝炎活动期、急性肝炎等。

"麝浊",即血清麝香草酚浊度试验,测定血清球蛋白的含量,正常值 0 ~ 6 单位,增高见于肝病如肝硬化、慢性迁延性肝炎等。

"蛋白电泳:白蛋白 54%,γ- 球蛋白 35%",正常值白蛋白 60% ~ 71%,γ- 球蛋白 9% ~ 18%。

"血红蛋白 8g",即血红蛋白 8g/dl(旧制),换算为法定规范单位为 80g/L,属中度贫血。

"血小板计数 3.6 万",即血小板计数 36 000/mm³(旧制),换算为法定规范单位为 $36×10^9$/L,属于血小板的中重度减少。

"白细胞计数 2 600",即白细胞计数 2 600/mm³(旧制),换算为法定规范单位为 $2.6×10^9$/L,属于偏低状态。

王老医语云:"景天三七提升血小板有良效。"景天三七即景天科植物景天三七的全草,为民间常用草药,具有止血,化瘀之功,治吐血,衄血,便血,尿血,崩漏,跌打损伤,内服:煎汤,3 ~ 5 钱(9 ~ 15g),或鲜品 2 ~ 3 两(60 ~ 90g)。

"从肝脾一源论治":患者肝硬化代偿期、脾亢,毛细血管扩张,黄疸、龈衄,口干,纳呆,血小板和白细胞计数减少,病源于肝脾在血液方面功能失调:肝不藏血,脾不生血统血,可见以上诸症。故王老谓之"肝脾一源"。

1978 年 11 月 16 日。复诊。

口干见润,食欲较启,牙龈渗血见弭,目黄较退,唯腹笥觉胀。脉舌如前。守原加减。

减:炒二芽、败酱草。

加:补骨脂 9g,马鞭草 15g。

【按】腹笥:笥的本义是一种盛饭食或衣物的竹器。"腹笥"常见于新安医家医案,是胃脘、上腹、肚子的雅称。

1978 年 11 月 23 日。复诊。

16 日复查肝功能,硫酸锌浊度试验 20 单位。余症正常。因同室住一精神病患者,三夜未能入睡,因而饮食不振,腹笥仍胀。面部毛细管扩张又较明显,唯目黄已退,牙龈未再出血,脉舌如前。守原加减。

干地黄 12g,甘枸杞 10g,明矾 3g,青黛(包)3g

制黄精 9g,女贞子 15g,鸡内金 10g,制川厚朴 5g

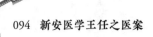

仙鹤草 15g,景天三七 12g,陈皮 6g,制香附 9g

合欢花 15g,首乌藤 30g

【按】硫酸锌浊度试验 20 单位,正常值 2 ～ 12 单位,增高见于肝病如肝硬化、慢性肝炎活动期、急性肝炎等。

1978 年 11 月 30 日。

夜寐见安,食欲较启,腹胀亦轻,脉濡弦。证药向安。守原加减。

减:合欢花,首乌藤。

加:生白术 9g,鸡血藤 30g。

【按】证药向安:病证好转,服药无不适。

1978 年 12 月 7 日。

夜寐向安,食欲见启,腹胀渐减,面部毛细血管扩张略退,唯日来兼夹外因,喉痒即咳,夜卧咳甚,咯痰稠黏,脉濡缓。治以兼顾。

干地黄 15g,甘枸杞 10g,女贞子 15g,鸡血藤 30g

仙鹤草 15g,景天三七 15g,明矾 3g,青黛(包)3g

瓜蒌皮 9g,苦桔梗 9g,大贝母 9g,炙马兜铃 9g

炙款冬花 5g

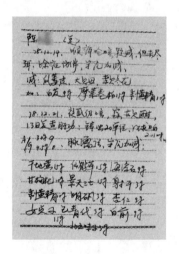

1978 年 12 月 14 日。复诊。

喉痒呛咳较减,但未尽弭,余症仿佛。守原加减。

减:瓜蒌皮,大贝母,款冬花。

加:白及 9g,摩来卷柏 15g,制黄精 10g。

1978 年 12 月 21 日。

夜卧仍咳,寐亦欠酣,13 日复查肝功能:硫酸锌浊度试验 20 单位,蛋白电泳 γ- 球蛋白 30g/L,脉濡弦。守原加减。

干地黄 15g,甘枸杞 10g,制黄精 10g,女贞子 15g

仙鹤草 15g,景天三七 15g,明矾 3g,青黛(包)3g

海浮石 9g,射干 3g,杏仁 9g,白前 9g

北五味子 3g

【按】蛋白电泳 γ-球蛋白的正常值范围为 5 ~ 17g/L,本案 γ-球蛋白的升高,提示肝硬化。

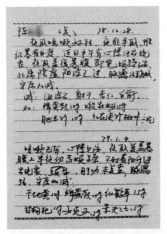

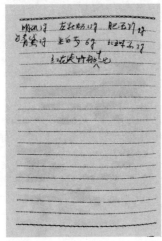

1978 年 12 月 28 日。八诊。

夜卧咳嗽好转,夜能平卧,唯仍有白痰,近日中午有心悸汗出现象,夜卧盖被略暖,即觉烦躁不安,此属阴虚阳浮之过。脉濡弦稍数。守原加减。

减:海浮石,射干,杏仁,白前。

加:绵黄芪 10g,煅牡蛎 15g,肥玉竹 10g,红花夹竹桃叶三片。

【按】红花夹竹桃叶二片:夹竹桃科夹竹桃属植物夹竹桃,以叶入药。味辛、苦,涩,性温。有大毒。常用 1 日量:鲜叶 3 ~ 4 片,干叶粉 0.1 ~ 0.165g,水煎分 3 次服。

1979 年 1 月 4 日。九诊。

咳嗽已弭,心悸欠安,夜卧覆盖略暖,上半夜仍感烦躁,不时有阳升汗出现象,头昏,肝功未复查,脉濡弦。守原加减。

干地黄 12g,甘枸杞 10g,明矾 3g,青黛(包)3g

绵黄芪 10g,女贞子 15g,左牡蛎 15g,生白芍 6g

仙鹤草 15g,景天三七 15g,肥玉竹 9g,北五味子 3g

红花夹竹桃叶二片

头痛

◎ 医案 1

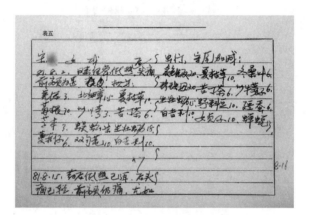

宋某,女,成。

1981 年 8 月 2 日。

日来经常低热,后头痛,前额为甚。拟方。

羌活 3g,葛根 30g,藁本 3g,蔓荆子 6g

北细辛 1.5g,炒川芎 3g,蜈蚣 2 条,双钩藤 10g

夏枯草 10g,苦丁茶 6g,生牡蛎 18g,白蒺藜 10g

7 剂。

1981 年 8 月 15 日。

药后低热已弭,后头痛已轻,前额仍痛,犹如虫行。守原加减。

炙龟板 20g,珍珠母 20g,生牡蛎 15g,白蒺藜 10g

夏枯草 10g,苦丁茶 6g,野料豆 10g,女贞子 10g

冬桑叶 6g,炒牛蒡子 6g,僵蚕 6g,蝉蜕 3g

◎ 医案 2

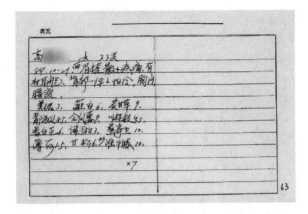

高某,女,33 岁。

1984 年 10 月 21 日。

两眉棱骨处疼痛,有时耳闭气,背部一阵阵怕冷,胸闷,腰酸。

羌活 3g,青防风 4.5g,香白芷 6g,薄荷 1.5g

薤白 6g,全瓜蒌 9g,佛手柑 3g,甘松 6g

炙甘草 9g,川桂枝 4.5g,桑寄生 10g,炒怀牛膝 10g

7 剂。

◎ 医案 3

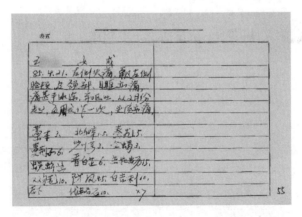

王某,女,成。

1985 年 4 月 21 日。

左侧头痛,牵及左侧脸颊及颈部,目眶亦痛,痛甚手冰凉,并呕吐,从 2 月份起,每周发作 1 次,头顶亦痛。

藁本 3g,蔓荆子 6g,蜈蚣 2 条,双钩藤(后下)10g

北细辛 1.5g,炒川芎 3g,香白芷 6g,防风 4.5g

秦艽 5g,全蝎 3g,生牡蛎 15g,白蒺藜 10g

代赭石 10g

7 剂。

◎ **医案 4**

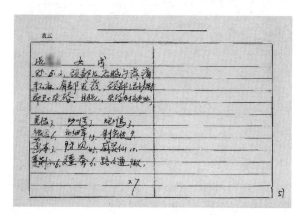

张某,女,成。

1985 年 6 月 2 日。

颈部及后脑勺疼痛,手不麻,肩部发酸,颈部活动时即感头昏,目胀,头昏时欲吐。

羌活 3g,独活 6g,藁本 3g,蔓荆子 6g

炒川芎 3g,北细辛 1.5g,防风 4.5g,僵蚕 6g

炮川乌 3g,制乳没(各)9g,威灵仙 10g,路路通 9 枚

7 剂。

◎ **医案 5**

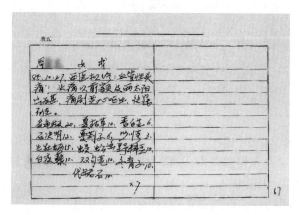

周某,女,成。

1985 年 10 月 27 日。

西医拟诊:血管性头痛。头痛以前额及两太阳穴为甚,痛剧恶心呕吐,夜寐不佳。

炙龟板 20g,石决明 12g,生牡蛎 15g,白蒺藜 10g

夏枯草 10g,蔓荆子 6g,蜈蚣 2 条,双钩藤 10g

香白芷 6g,炒川芎 3g,野料豆 10g,冬青子 10g

代赭石 10g

7 剂。

◎ 医案 6

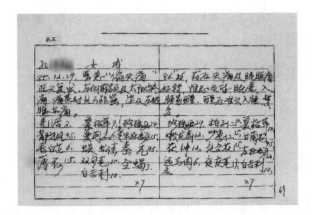

孔某,女,成。

1985 年 12 月 29 日。

曾患"偏头痛",近又复发,左侧前额及太阳穴疼痛,痛甚时夜不能寐,连及左眼眶亦痛。

羌活 3g,青防风 4.5g,香白芷 6g,薄荷 1.5g

夏枯草 9g,蔓荆子 6g,蜈蚣 2 条,双钩藤 10g

珍珠母(先煎)24g,生牡蛎(先煎)15g,秦艽 4.5g,全蝎 3g

白蒺藜 10g

7 剂。

1986 年 1 月 26 日。

药后头痛及眼眶痛好转,唯感头昏,眠差,入睡易醒,醒后难以入睡,梦多。

珍珠母 24g,煅龙齿 12g,茯神 12g,炙远志肉 6g

柏子仁 10g,炒酸枣仁 15g,夜合花 15g,首乌藤 30g

夏枯草 10g,甘菊花 4.5g,左牡蛎 12g,白蒺藜 10g

7 剂。

【按】原件首乌藤剂量为 3g,根据王任之先生处方常用量和本书其它医案首乌藤处方剂量,当为 30g。径改。

眩晕（高血压）

◎ 医案 1

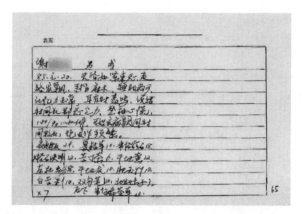

谢某,男,成。

1985 年 1 月 20 日。

　　头昏如紧束感,走路发飘,手指麻木,睡眠尚可,记忆力正常,耳有时轰鸣,说话时间长即感乏力,登楼心慌,140/90mmHg,开始发病间歇时间较长,现发作频繁。

　　炙龟板 24g,煅石决明 12g,左牡蛎 18g,白蒺藜 10g

　　夏枯草 10g,苦丁茶 6g,干地龙 10g,双钩藤 10g

　　制磁石 18g,干地黄 12g,肥玉竹 10g,北五味子 3g

　　制豨莶草 10g

　　7 剂。

◎ 医案 2

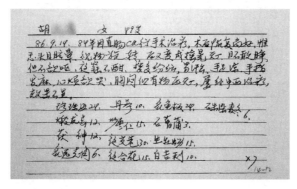

胡某,女,49 岁。

1986 年 9 月 14 日。

1984 年因直肠癌行手术治疗,术后恢复尚好。唯感头目眩晕,视物旋转,后又变成摇晃感,目不敢睁,但不欲呕。夜寐不酣,梦多纷纭。易汗出,手足凉,手指发麻。心烦欲哭,胸闷似有物压感。屡经中西医治疗,效果不显。

珍珠母 24g,煅龙齿 12g,茯神 12g,炙远志肉 6g

丹参 10g,炒酸枣仁 15g,首乌藤 30g,合欢花 15g

炙龟板 24g,石菖蒲 3g,生牡蛎 15g,白蒺藜 10g

朱染麦冬 6g

7 剂。

中风

◎ 医案 1

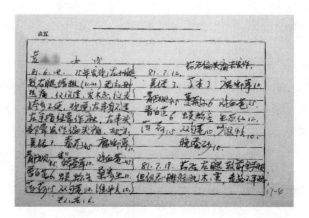

袁某,女,成。

1981 年 6 月 28 日。

1975 年发现左小腿较右腿增粗(1cm),无红肿热痛,仅沉重,发木感,行走跨步不便,现觉左半身不适,左手指经常作麻,左半头部常发作偏头痛。拟方。

羌活 3g,青防风 4.5g,香白芷 6g,薄荷 1.5g

秦艽 4.5g,制豨莶草 10g,蜈蚣 2 条,双钩藤 10g

鹿衔草 10g,鸡血藤 15g,桑寄生 10g,怀牛膝 10g

天仙藤 6g

14 剂。

1981 年 7 月 12 日。

药后偏头痛未发作。

羌活 3g,青防风 4.5g,香白芷 6g,薄荷 1.5g

藁本 3g,蔓荆子 6g,蜈蚣 2 条,双钩藤 10g

鹿衔草 10g,鸡血藤 15g,生薏苡仁 12g,炒怀牛膝 10g

晚蚕沙 10g

7 剂。

1981 年 7 月 19 日。

药后左腿较前舒服,但仍感腓肠肌木、重,走路不平稳,眼珠发胀,有偏头痛病史。

夏枯草 10g,蜈蚣 2 条,蔓荆子 6g,双钩藤 10g

海桐皮 10g,络石藤 10g,桑寄生 10g,炒续断 6g

鹿衔草 10g,鸡血藤 15g,生薏苡仁 12g,炒怀牛膝 10g

宣木瓜 6g

7 剂。

1981 年 7 月 26 日。

药后左腿明显好转,左手仍胀不麻,唯左半头仍痛,目珠作胀,眼睑跳动。

守原出入。

藁本 3g,蔓荆子 6g,香白芷 6g,粉葛根 24g

海桐皮 10g,络石藤 10g,桑寄生 10g,炒怀牛膝 10g

秦艽 4.5g,片姜黄 6g,桑枝 10g,天仙藤 6g

蜈蚣 2 条。

7 剂。

1981 年 8 月 2 日。

刻左腿症轻,自觉舒适,唯左半部头痛仍未弭,甚则连目系胀痛。

石决明 15g,草决明 9g,生牡蛎 18g,白蒺藜 9g

香白芷 6g,炒川芎 12g,蜈蚣 2 条,双钩藤 10g

桑枝 10g,桂枝 4.5g,秦艽 4.5g,姜黄 6g

海桐皮 10g,络石藤 10g

7 剂。

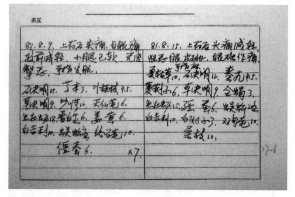

1981 年 8 月 9 日。

上药后头痛、目胀痛较前减轻,小腿已软,无痉挛感,手指发胀。

石决明 15g,草决明 9g,生牡蛎 18g,白蒺藜 10g

藁本 3g,炒川芎 12g,香白芷 6g,蜈蚣 2 条

川桂枝 4.5g,天仙藤 6g,姜黄 6g,络石藤 10g

僵蚕 6g

7 剂。

1981 年 8 月 15 日。

上药后头痛减轻,唯感眼皮跳,眼珠作痛,手指麻。

夏枯草 10g,蔓荆子 6g,生牡蛎 15g,白蒺藜 10g

石决明 12g,草决明 9g,僵蚕 6g,白附子 3g

秦艽 4.5g,全蝎 3g,蜈蚣 2 条,双钩藤 10g

桑枝 10g

7 剂。

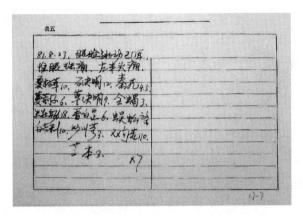

1981年8月23日。

眼睑跳动已弭,唯眼珠痛,左半头痛。

夏枯草 10g,蔓荆子 6g,生牡蛎 18g,白蒺藜 10g

石决明 12g,草决明 9g,香白芷 6g,炒川芎 3g

秦艽 4.5g,全蝎 3g,蜈蚣 2 条,双钩藤 10g

藁本 3g

7 剂。

◎ 医案 2

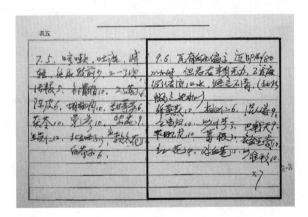

孙某,男,成。

1982年9月6日。

原有血压偏高,近血压 160/80mmHg,但感右半身无力,不发麻,说话流口水,语言不清(此乃中风之先兆)。

绵黄芪 10g,全当归 10g,干地龙 10g,红花 4g

桃仁 6g,炒川芎 3g,葛根 30g,鸡血藤 15g

淡肉苁蓉 9g,巴戟天 9g,炙金毛狗脊 10g,炒怀牛膝 10g

7剂。

【按】本医案见于原件右侧加框部分。

◎ 医案 3

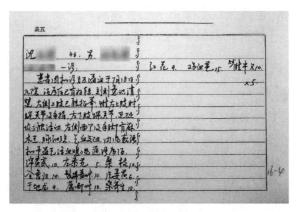

沈某,男,48岁。安徽省立医院神经内科2床。

1981年8月20日。

患者因拟诊脑溢血于7月18日入院,治疗后已有好转,刻则意识清楚,左侧上肢已能抬举,唯右上肢肘腕关节及手指、左下肢踝关节、足趾均不能活动,左侧面颊及手脚有麻木感。脉细弦。气血交阻,内风袭络,拟予益气活血、息风通络为治。

绵黄芪10g,全当归10g,干地龙9g,红花4g

左秦艽5g,制豨莶草10g,鹿衔草10g,鸡血藤15g

桑枝10g,片姜黄6g,桑寄生10g,炒怀牛膝10g

5剂。

◎ 医案 4

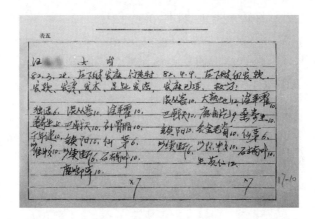

汪某,女,成。

1982 年 3 月 28 日。

左下肢发麻,行走时发软、发酸、发木,足趾发凉。

独活 6g,桑寄生 10g,千年健 10g,炒怀牛膝 10g

淡肉苁蓉 10g,巴戟天 10g,锁阳 10g,炒续断 6g

淫羊藿 10g,补骨脂 10g,仙茅 6g,石楠叶 10g

鹿衔草 10g

7 剂。

1982 年 4 月 4 日。

左下肢仍发软,发麻已弭。拟方。

淡肉苁蓉 10g,巴戟天 10g,锁阳 10g,炒续断 6g

大熟地 12g,鹿角片 9g,炙金毛狗脊 10g,炒怀牛膝 10g

淫羊藿 10g,桑寄生 10g,仙茅 6g,石楠叶 10g

生薏苡仁 12g

7 剂。

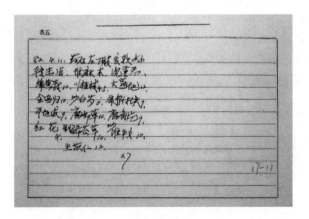

1982 年 4 月 11 日。

药后左下肢发软好转未弭,唯麻木、沉重感。

绵黄芪 10g,全当归 10g,干地龙 9g,红花 4g

川桂枝 4.5g,炒白芍 6g,鹿衔草 10g,制豨莶草 10g

大熟地 12g,制附片 9g,鹿角片 9g,炒怀牛膝 10g

生薏苡仁 12g

7 剂。

◎ 医案 5

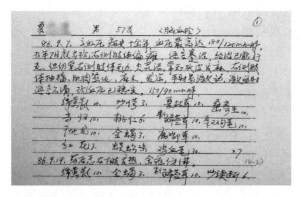

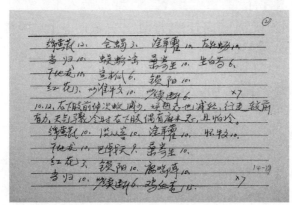

夏某,男,57 岁。

1986 年 9 月 7 日。

高血压病史十余年,血压最高达 180/120mmHg,去年 7 月底出现右侧肢体偏瘫,语言謇涩,经治已能行走,但仍觉右侧肢体无力,欠灵活,常感头皮麻,右侧肢体抽搐,肌肉紧张、麻木、发凉,平时易激动,激动时语言不清,现血压已稳定,150/90mmHg。

绵黄芪 10g,当归 10g,干地龙 10g,红花 3g

炒川芎 3g,桃仁 6g,全蝎 3g,蜈蚣 2 条

夏枯草 10g,制豨莶草 10g,鹿衔草 10g,鸡血藤 30g

桑寄生 10g,双钩藤(后下)10g

7 剂。

1986 年 9 月 14 日。

药后感右下肢发热,余症仿佛。

绵黄芪 10g,当归 10g,干地龙 10g,红花 3g

全蝎 3g,蜈蚣 2 条,桑寄生 10g,炒怀牛膝 10g

制豨莶草 10g,鹿衔草 10g,炒知母 6g,宣木瓜 6g

炒续断 6g

7 剂。

1986 年 9 月 21 日。

药后右下肢膝部紧箍感减轻,行走觉较前有力,麻木也好转,唯有时仍有
抽搐。

绵黄芪 10g,当归 10g,干地龙 10g,红花 3g

全蝎 3g,蜈蚣 2 条,宣木瓜 6g,炒怀牛膝 10g

制豨莶草 10g,鹿衔草 10g,锁阳 10g,炒续断 6g

白头翁 18g

7 剂。

1986 年 10 月 5 日。

近来又感两腿疲软,走路打弯,行动气短,夜间右下肢经常不自主地往前
伸,常感一阵烦热,继之心慌、难受。

绵黄芪 12g,当归 10g,干地龙 10g,红花 3g

全蝎 3g,蜈蚣 2 条,宣木瓜 6g,炒怀牛膝 10g

淫羊藿 10g,桑寄生 10g,锁阳 10g,炒续断 6g

左牡蛎 10g,生白芍 6g

7 剂。

1986 年 10 月 12 日。

右下肢前伸次数减少,烦热感也减轻,行走较前有力,天气骤冷时右下肢偶
有麻木感,且怕冷。

绵黄芪 10g,干地龙 10g,红花 3g,当归 10g

淡肉苁蓉 10g,巴戟天 10g,锁阳 10g,炒续断 6g

淫羊藿 10g,桑寄生 10g,鹿衔草 10g,鸡血藤 15g

怀牛膝 10g

7 剂。

【按】王任之先生临床治疗多位中风患者时,曾多有医话,各弟子以王任之
口述为基础,整理文字如下:王任之治疗脑出血、脑梗塞:脑中风以脑部缺血及出

血性损伤为主要临床特点,死亡率和致残率较高,主要包括出血性脑中风和缺血性脑中风两大类。传统中医学认为脑中风偏瘫后遗症属"偏枯"范畴,主要病机为正气亏损、肾气虚弱导致的经脉肌肉失养和脉络瘀阻。《黄帝内经》中也对脑中风偏瘫后遗症有明确记载,指出"偏枯,身偏不用而痛,言不变,志不乱,病在分腠之间……益其不足,损其有余,乃可复也",表明了该病本虚为肝肾气虚、元气亏损,标实为血瘀、痰浊和气郁。王氏亦强调中风病的发生多以元气亏虚为本。元气既虚,瘀血阻滞脉络,为中风发作之标,如清代周学海《读医随笔》云,"气虚不足以推血,则血必有瘀"。清代王清任《医林改错》曰,"半身不遂,亏损元气,是其本源",又曰:"元气既虚,必不能达于血管,血管无气,必停留而瘀。"临床治疗此病王氏以益气活血通络为主要原则。故补阳还五汤为王氏首选方,方中黄芪为君,配伍活血化瘀药,意在大补元气来推动血行,发挥活血化瘀药的疗效,即"气为血之帅""气行则血行"。现代研究发现,不同剂量黄芪的补阳还五汤能不同程度改善患者血液流变学相关指标,能改善血液黏稠度、提高血液流动性,从而达到改善微循环、减轻血瘀证的效果。当归具有活血化瘀之功效,桃仁、红花、川芎、赤芍均可祛瘀、活血、通络,地龙能够通络补气、活血,诸药配伍共奏益气通络活血之功效。临证亦配伍威灵仙、鸡血藤之类加强通经活络之用。虽然益气活血药是治疗中风病气虚血瘀证的主药,但中风病病机复杂,常多种病理因素相兼致病,王氏意识到单纯益气活血往往不能收功,故同时辅助平肝息风、化痰、清热、解表等治法。对中风病气虚血瘀证的临床辨证论治,重视气血同治,以益气活血为主,必要时随证辅以平肝息风、化痰、清热等治法,往往能达到理想的效果。

◎ 医案 6

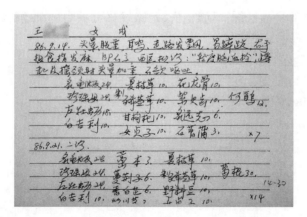

王某,女,成。

1986 年 9 月 14 日。

头晕胀重,耳鸣,走路发飘,易摔跤,右手拇、示指发麻,血压不高,西医拟诊

"轻度脑血栓",蹲起及摇颈时头晕加重,不欲呕吐。

炙龟板 24g,珍珠母 24g,左牡蛎 18g,白蒺藜 10g

夏枯草 10g,制豨莶草 10g,甘枸杞 10g,女贞子 10g

花龙骨 10g,紫贝齿 10g,炙远志 6g,石菖蒲 3g

何首乌 12g

7 剂。

1986 年 9 月 21 日。二诊。

炙龟板 24g,珍珠母 24g,左牡蛎 24g,白蒺藜 10g

藁本 3g,蔓荆子 6g,香白芷 6g,炒川芎 3g

夏枯草 10g,制豨莶草 10g,野料豆 10g,女贞子 10g

葛根 30g

14 剂。

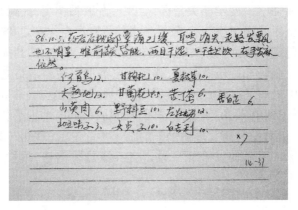

1986 年 10 月 5 日。

药后后枕部晕痛已缓,耳鸣消失,走路发飘也不明显,唯前额昏胀,两目干涩,口干欲饮,右手发麻依然。

何首乌 12g,大熟地 12g,山萸肉 6g,北五味子 3g

甘枸杞 10g,甘菊花 4.5g,野料豆 10g,女贞子 10g

夏枯草 10g,苦丁茶 6g,左牡蛎 12g,白蒺藜 10g

香白芷 6g

7 剂。

◎ 医案 7

史　男　47岁

86.9.28. 今年3月始走路不稳，头晕，经查，直立性血压82/58mmHg，卧位血压正常，有时达170/96mmHg，小便经常失禁，排汗功能失常，不出汗，两手发抖，两目模糊，省医院疑诊："小脑桥病变"，左下肢发木，四肢活动欠灵活，讲话舌头发硬，有时一句作两句讲。

制黄精30　炙远志肉6　鹿衔草10

淡附片9　石菖蒲3　制豨莶草10　僵蚕6

甘草3　川郁金6　台乌药4.5

炒陈枳实15　陈胆星4.5　益智仁9　　14-25

×7

86.10.12. 上药服14剂，下肢发木明显好转，直立性血压82/64mmHg.

讲话较前明显流利，性欲较差，夜尿多8～9次，行走时头昏欲跌，转动颈部尤甚，两目视物模糊，呕吐。

制黄精30　丹参10　甘枸杞10

制附片9　炒枣仁15　女贞子10　炒白蒺藜30

甘草3　合欢花15　鹿衔草10

五味子5　络石藤30　鸡血藤15

×7

14-26

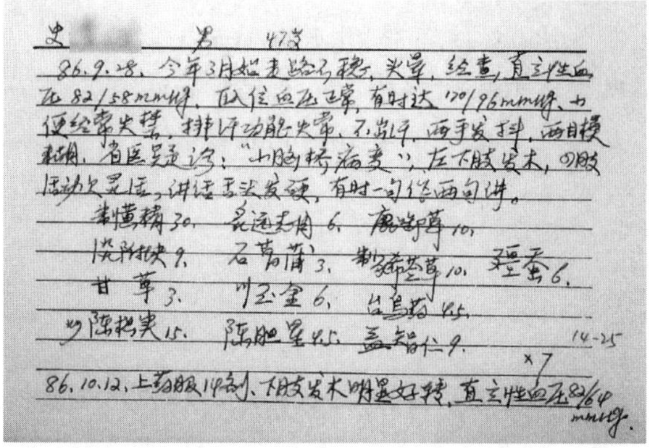

史某，男，47岁。

1986年9月28日。

今年3月始走路不稳，头晕，经查，直立性血压82/58mmHg，卧位血压正常，有时达170/96mmHg，小便经常失禁，排汗功能失常，不出汗，两手发抖，两目模糊，安徽省立医院疑诊“小脑桥病变”，左下肢发木，四肢活动欠灵活，讲话舌头发硬，有时一句作两句讲。

制黄精30g，淡附片9g，甘草3g，炒陈枳实15g

炙远志肉6g，石菖蒲3g，川郁金6g，陈胆南星4.5g

鹿衔草10g，制豨莶草10g，台乌药4.5g，益智仁9g

僵蚕6g

7剂。

【按】医案有关血压的描述，系“体位性低血压”。偶测血压170/96mmHg，尚达不到高血压病标准。

1986年10月12日。

上药服14剂，下肢发木明显好转，直立性血压82/64mmHg。

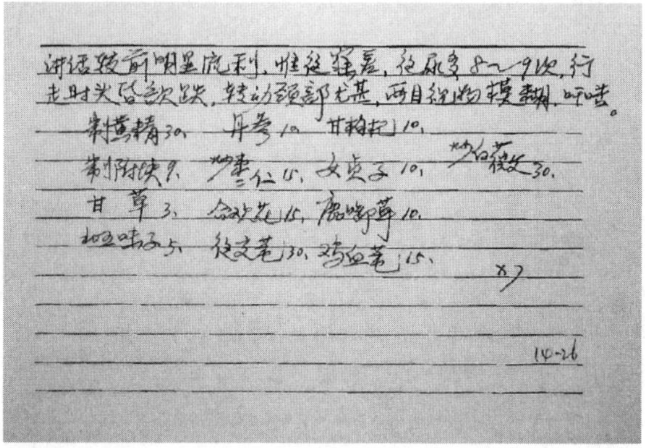

讲话较前明显流利,唯夜寐差,夜尿多,8～9次,行走时头昏欲跌,转动颈部尤甚,两目视物模糊,口干口苦。

制黄精 30g,制附片 9g,甘草 3g,北五味子 5g

丹参 10g,炒酸枣仁 15g,合欢花 15g,首乌藤 30g

甘枸杞 10g,女贞子 10g,鹿衔草 10g,鸡血藤 15g

炒白薇 30g

7 剂。

脑梗死

◎ **医案 1**

黄某,女,75 岁。

1978 年 11 月 16 日。

患者因拟诊为脑血栓形成,于 10 月 22 日入院,治疗后有好转。刻下神志清楚,能回答,左侧上下偏瘫有所好转,但仍酸痛,怯于动作,右手握力尚好。二便失禁自遗。脉濡弦。姑以活血息风,宣通经隧,并佐固肾为治。

羌活 3g,干地龙 9g,补骨脂 9g,葛根 24g

红花 4.5g,煨诃子 4.5g,当归 9g,秦艽 4.5g

炙远志 3g,炒五灵脂 9g,制豨莶草 9g,益智仁 9g

炙金樱子 15g

7 剂。

1978 年 11 月 23 日。二诊。

药后一般情况尚可,唯昨日起有乱语现象,夜未安寐。今日上下较强直,动之腰仍痛,说话时嘴唇颤动,二便失禁如前,脉细弦。内风未平。守原加减。

减:红花,秦艽。

加:僵蚕 6g,双钩藤 9g,石菖蒲 3g。

7 剂。

1978 年 11 月 30 日。三诊。

乱语好转,二便失禁有所改善,唯左肢仍稍强直,活动觉痛,说话嘴唇颤动如前,脉细弦。守原加减。

羌活 3g,干地龙 9g,威灵仙 9g,葛根 24g

制豨莶草 9g,嫩桑枝 9g,当归 9g,僵蚕 6g

炮川乌 9g,炒五灵脂 9g,双钩藤 9g,制乳没(各)9g

益智仁 9g,金樱子 15g

7 剂。

◎ 医案 2

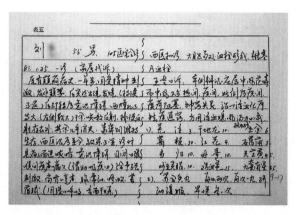

刘某,男,55 岁。中国人民解放军一〇五医院会诊。

1981 年 1 月 25 日。一诊(家属代诉)。

原有癫痫病史,1 年前因受精神刺激,发作频繁,后突然出现发烧(持续不退)后即转为意识障碍,两瞳孔不等大(左侧散大),除咳嗽反射、排便反射存在外,其余几乎消失,靠鼻饲维持生存,西医治疗至今,效果不显,诊时见病人面色灰暗,意识障碍,目闭口张,喉间痰声辘辘(借助吸痰器),给予强刺激,尚有哼声,脉濡细,略数,苔薄腻(因张口呼吸,舌面干燥)。西医拟诊:大脑多处血栓形成,椎基底动脉血栓。

王老口述:本例辨证应属中风范畴,而中风又分热闭、痰闭,此例为痰闭,痰瘀阻塞,神窍失灵,治则活血化瘀,祛痰通窍,方用活血熄风汤加减。

羌活 3g,葛根 30g,当归 10g,炒五灵脂 10g

干地龙 10g,红花 4g,丹参 10g,鸡血藤 15g

矾水炒郁金 6g,石菖蒲 3g,天竺黄 4.5g,九套天南星 4.5g

另:苏合香丸,每日两次,每次 1 丸,研细缓服,早晚各一次。

另:麝香 1g,纱布包,每晚放鼻嗅 2 ~ 3 次,至打喷嚏为止。

【按】九套天南星:即九转南星,是炮制工序极为繁复的一种胆南星,天南星需经历 10 年九转炮制方成。

1981 年 2 月 16 日。二诊。

药后面色较前略佳,唇绀亦见好,一度精神表现兴奋,1 天可睡 3 小时左右。其余时间有烦躁吵闹现象,神志仍然不清,吞咽反射迟钝,气管痰鸣,近二度出现发热现象,时起时伏,诊脉细数,舌干。当予活血息风开窍之剂中,佐以清宣肺热,祛除标邪为宜。

羌活 3g,葛根 30g,当归 10g,炒五灵脂 10g

干地龙 10g,红花 4g,丹参 10g,鸡血藤 15g

鱼腥草 12g,淡黄芩 10g,连翘 10g,石菖蒲 3g

天竺黄 4.5g

1981 年 4 月 10 日。三诊。

刻病情基本稳定,变化不大,日来反复低热,37.2 ~ 37.5℃,左角膜反射较右侧明显,两瞳孔仍不等,时有烦躁,脉细数。守原加减。

羌活 3g,葛根 30g,当归 10g,炒五灵脂 10g

何首乌 12g,土茯苓 15g,石菖蒲 3g,天竺黄 4.5g

鱼腥草 12g,淡黄芩 4.5g,重楼 6g,紫花地丁 12g

去心川贝母 4.5g

10 剂。

◎ 医案 3

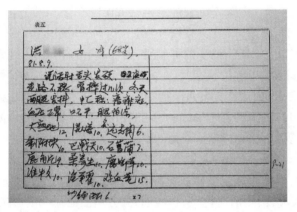

洪某,女,68 岁。

1981 年 8 月 9 日。

说话时舌头发硬,走路不稳,曾摔过几次,冬天两腿发抖,中医称:喑痱症。血压正常,口不干,腿怕凉。

大熟地 12g,制附片 10g,鹿角片 9g,怀牛膝 10g

淡肉苁蓉 10g,巴戟天 10g,桑寄生 10g,淫羊藿 10g

炙远志肉 6g,石菖蒲 3g,鹿衔草 10g,鸡血藤 15g

炒续断 6g

7 剂。

尿路感染

◎ 医案

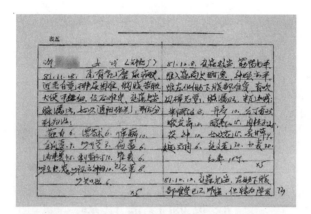

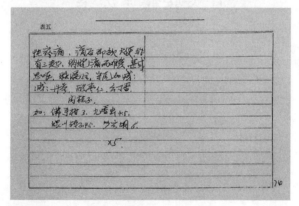

许某,女,成。针织厂。

1981 年 11 月 28 日。

原有乳糜尿病史,近来自觉排尿困难,胸腹苦胀,大便干细,便后难受,夜寐欠安,脉濡弦。姑以通阳理气,并佐分利为治。

薤白 6g,全瓜蒌 9g,法半夏 4.5g,炒陈枳实 4.5g

漂苍术 6g,炒川芎 3g,制香附 10g,炒陈六神曲 10g

川草薢 10g,萹蓄 6g,瞿麦 6g,石韦(包)6g

炒知母 6g

5 剂。

1981 年 12 月 8 日。

夜寐较安,筋惕见平,唯入寐尚欠酣逸,神烦亦平,唯左侧肋下腹部难受,有吹风样感觉,脉濡弦。守原加减。

制磁石 18g,煅龙齿 12g,茯神 12g,炙远志肉 6g

丹参 10g,酸枣仁 15g,合欢花 15g,首乌藤 30g

公丁香 2.5g,肉桂子 2.5g,炙甘草 9g,小麦 30g

红枣 10 个

5 剂。

1981 年 12 月 12 日。

夜寐见安,左肋下腹部难受已不明显,但转为阵发性疼痛,痛后即欲大便,昨有三起,胸脘痛而难受,甚或思呕,脉濡弦。守原加减。

减:丹参、酸枣仁、公丁香、肉桂子。

加:佛手柑 3g,九香虫 4.5g,煨川楝子 4.5g,炒延胡索 6g。

5 剂。

肾炎腰痛血尿案

◎ 医案

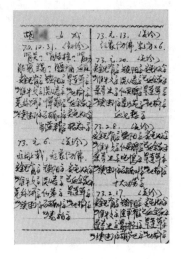

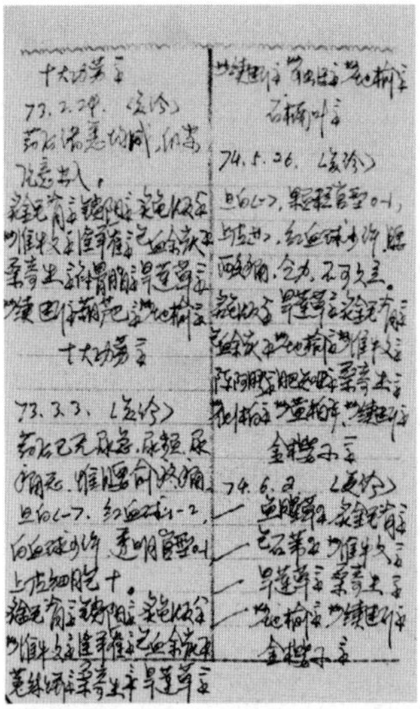

胡某,女,成。

1972 年 12 月 31 日。初诊。

肾炎? 肾结核? 肾功能衰竭? 腰痛、血尿。

炙金毛狗脊 9g,炒怀牛膝 9g,菟丝饼 9g,炒续断 6g

锁阳 9g,淡肉苁蓉 9g,川草薢 9g,石楠叶 9g

旱莲草 9g,炒地榆 9g,血余炭 3g,炙龟板 24g

制黄精 9g,楮实子 9g

【按】影印件处方用药剂量为十六两为一斤的旧制。根据国务院《国务院批转国家标准计量局等单位关于改革中医处方用药计量单位的请示报告的通知》规定,将中医处方用药的计量单位,从十六两为一斤的旧制改为米制,中药计量单位的换算按"十六两为一斤的旧制的'一钱'等于'3g',尾数不计",本书中药饮片计量制式的描述,按"旧制的'一钱'等于'3g'"换算。下同。

本医案原图中表示"钱"的符号作说明如下:一钱，一钱半，二钱，三钱，四钱，五钱，六钱，八钱。

1973 年 1 月 6 日。复诊。

症同上载,症象仿佛。

炙金毛狗脊 9g,怀牛膝 9g,菟丝饼 9g,炒续断 6g

锁阳 6g,淡肉苁蓉 9g,仙茅 6g,石楠叶 9g

炙龟板 24g,血余炭(包)3g,旱莲草 9g,炒地榆 9g

炒卷柏 6g

1973 年 1 月 13 日。复诊。

证象仿佛,续上方 6 剂。

1973 年 1 月 20 日。复诊。

炙金毛狗脊 9g,炒怀牛膝 9g,桑寄生 9g,炒续断 6g

锁阳 9g,淡肉苁蓉 9g,淫羊藿 9g,潼沙苑子 9g

炙龟板 24g,血余炭(包)3g,旱莲草 9g,炒地榆 9g

血见愁 6g

【按】血见愁,性凉,味苦,归肝经,具有凉血止血的功效,可用于治疗吐血、尿血、便血、崩漏。

1973 年 2 月 8 日。复诊。

炙金毛狗脊 9g,炒怀牛膝 9g,桑寄生 9g,炒续断 6g

锁阳 9g,淫羊藿 9g,制川乌 3g,石楠叶 9g

炙龟板 24g,血余炭(包)3g,旱莲草 9g,炒地榆 9g

十大功劳 9g

1973 年 2 月 17 日。复诊。

炙金毛狗脊 9g,炒怀牛膝 9g,桑寄生 9g,炒续断 6g

锁阳 9g,淫羊藿 9g,制川乌 3g,石楠叶 9g

炙龟板 24g,血余炭(包)3g,旱莲草 9g,炒地榆 9g

十大功劳 9g

1973 年 2 月 24 日。复诊。

药后诸恙均减,仍宗原意出入。

炙金毛狗脊 9g,炒怀牛膝 6g,桑寄生 9g,炒续断 6g

锁阳 9g,淫羊藿 9g,骨碎补 9g,胡芦巴 9g

炙龟板 24g,血余炭(包)3g,旱莲草 9g,炒地榆 9g

十大功劳 9g

1973 年 3 月 3 日。复诊。

药后已无尿急、尿频、尿痛感,唯腰俞疼痛。尿常规:蛋白(-)、红细胞 1 ~ 2 个 /HP,白细胞少许,透明管型 0 ~ 1 个 /HP,上皮细胞(+)。

炙金毛狗脊 9g,炒怀牛膝 9g,菟丝饼 9g,炒续断 6g

锁阳 9g,淫羊藿 9g,桑寄生 9g,炒独活 6g

炙龟板 24g,血余炭(包)3g,旱莲草 9g,炒地榆 9g

石楠叶 9g

1974 年 5 月 26 日。复诊。

尿常规:白细胞(-),颗粒管型 0 ~ 1 个 /HP,上皮细胞(+),红细胞少许。腰酸痛,乏力,不可久立。

炙龟板 24g,血余炭(包)3g,陈阿胶 6g,炒侧柏 6g

旱莲草 9g,炒地榆 9g,肥知母 6g,炒黄柏 4.5g

炙金毛狗脊 9g,怀牛膝 9g,桑寄生 9g,炒续断 6g

金樱子 9g

1974 年 6 月 2 日。复诊。

炙龟板 24g,血余炭(包)3g,陈阿胶 6g,炒侧柏 6g

鱼腥草 12g,石韦(包)12g,旱莲草 9g,炒地榆 9g

炙金毛狗脊 9g,炒怀牛膝 9g,桑寄生 9g,炒续断 6g

金樱子 9g

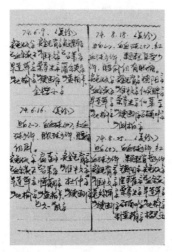

1974 年 6 月 9 日。复诊。

炙龟板 24g,血余炭(包)3g,旱莲草 9g,炒地榆 9g

炙金毛狗脊 9g,炒怀牛膝 9g,桑寄生 9g,炒续断 6g

鱼腥草 12g,石韦(包)12g,蒲公英 12g,炒黄柏 4.5g

金樱子 9g

1974 年 6 月 16 日。复诊。

尿常规:蛋白(-),白细胞(++),红细胞少许,脓细胞少许,腰痛仍剧。

炙龟板 24g,血余炭(包)3g,旱莲草 9g,炒地榆 9g

萹蓄 6g,石韦(包)12g,川草薢 9g,炒黄柏 4.5g,

炙金毛狗脊 9g,炒怀牛膝 9g,杜仲 9g,炒续断 6g

六一散(包)9g

1974 年 8 月 18 日。复诊。

尿常规:蛋白(-),白细胞(+),红细胞少许,颗粒管型少许,腰俞仍有胀痛。

炙龟板 24g,血余炭(包)3g,旱莲草 9g,炒地榆 9g

炙金毛狗脊 9g,炒怀牛膝 9g,桑寄生 9g,炒续断 6g

锁阳 9g,淫羊藿 9g,仙茅 6g,石楠叶 9g,

炒侧柏叶 6g

1974 年 8 月 25 日。复诊。

尿常规:蛋白(±),白细胞少许,脓细胞少许,红细胞少许,颗粒管型少许。

炙金毛狗脊 9g,炒怀牛膝 9g,菟丝子 9g,炒续断 6g

锁阳 9g,淫羊藿 9g,桑寄生 9g,石楠叶 9g

炙龟板 24g,血余炭(包)3g,旱莲草 9g,炒地榆 9g

制黄精 9g,楮实子 9g

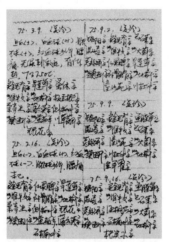

1975 年 3 月 9 日。复诊。

尿常规:蛋白(±),白细胞(++),脓细胞(+),红细胞少许。腰痛,无尿路刺激征。有低热,体温:37.5℃。

炙金毛狗脊 9g,炒怀牛膝 9g,桑寄生 9g,炒续断 6g

旱莲草 9g,炒地榆 9g,蒲公英 9g,炒黄柏 4.5g

重楼 6g,板蓝根 12g,侧柏叶 18g,川萆薢 9g

金银花 12g

1975 年 3 月 16 日。复诊。

尿常规:蛋白(-),白细胞(+),红细胞(-),脓细胞少许。腰痛未已。

炙金毛狗脊 9g,炒怀牛膝 9g,桑寄生 9g,炒续断 6g

淫羊藿 9g,补骨脂 9g,侧柏叶 6g,炒黄柏 4.5g

旱莲草 9g,炒地榆 9g,金银花 9g,蒲公英 9g

石楠叶 9g

1975 年 9 月 2 日。复诊。

锁阳 9g,淡肉苁蓉 9g,菟丝饼 9g,炒续断 6g

炙金毛狗脊 9g,炒怀牛膝 9g,淫羊藿 9g,补骨脂 9g

石韦(包)12g,大蓟 12g,旱莲草 9g,炒地榆 9g

潼沙苑子 9g,川杜仲 6g。

1975 年 9 月 9 日。复诊。

锁阳 9g,淡肉苁蓉 9g,菟丝子 9g,炒续断 6g

炙金毛狗脊 9g, 炒怀牛膝 9g, 潼沙苑子 9g, 川杜仲 9g

鱼腥草 12g, 石韦(包)12g, 炒大蓟 12g, 炒地榆 9g

淫羊藿 9g

1975 年 9 月 16 日。复诊。

锁阳 9g, 淡肉苁蓉 9g, 菟丝子 9g, 炒续断 6g

炙金毛狗脊 9g, 炒怀牛膝 9g, 海桐皮 9g, 石楠叶 9g

鱼腥草 12g, 石韦(包)12g, 炒大蓟 12g, 炒地榆 9g

楮实子 9g

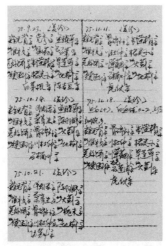

1975 年 9 月 23 日。复诊。

炙金毛狗脊 9g, 炒怀牛膝 9g, 菟丝饼 9g, 炒续断 6g

党参 9g, 炒怀山药 24g, 制黄精 9g, 楮实子 9g

鱼腥草 12g, 石韦(包)12g, 旱莲草 9g, 炒地榆 9g

白茅根 15g, 陈赤小豆 15g

1975 年 10 月 14 日。复诊。

炙金毛狗脊 9g, 炒怀牛膝 9g, 菟丝饼 9g, 炒续断 6g

独活 6g, 桑寄生 9g, 骨碎补 6g, 川杜仲 9g

鱼腥草 12g, 陈阿胶 9g, 炒大蓟 12g, 炒地榆 9g

石楠叶 9g

1975 年 10 月 21 日。复诊。

炙金毛狗脊 9g, 炒怀牛膝 9g, 菟丝饼 9g, 炒续断 6g

独活 6g, 桑寄生 9g, 骨碎补 6g, 川杜仲 9g

陈阿胶 9g, 炒大蓟 6g, 炒槐米 9g, 炒地榆 9g

十大功劳 9g

1975 年 11 月 11 日。复诊。

炙金毛狗脊 9g,炒怀牛膝 9g,菟丝饼 9g,炒续断 6g

骨碎补 9g,川杜仲 9g,川草薢 9g,石楠叶 9g

制黄精 9g,楮实子 9g,炒大蓟 9g,炒地榆 9g

虎杖 15g

1975 年 11 月 18 日。复诊。

尿常规:蛋白(+),白细胞 0 ~ 2 个 /HP,上皮细胞少许。

炙金毛狗脊 9g,炒怀牛膝 9g,菟丝饼 9g,炒续断 6g

骨碎补 9g,川杜仲 9g,川草薢 9g,石莲肉(去壳)24g

制黄精 9g,楮实子 9g,旱莲草 9g,炒大蓟 12g

虎杖 15g

慢性肾盂肾炎

◎ 医案 1

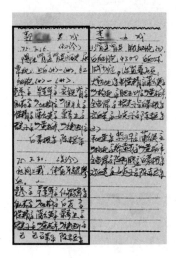

郭某,男,成。

1975 年 3 月 16 日。初诊。

慢性肾盂肾炎病史,尿常规:蛋白(++ ~ +++),红细胞(++ ~ +++)。

党参 9g,怀山药 18g,制黄精 9g,楮实子 9g

旱莲草 9g,炒地榆 9g,蒲公英 9g,炒黄柏 4.5g

炙金毛脊 9g,炒怀牛膝 9g,桑寄生 9g,炒川断 6g

白茅根 15g,陈赤小豆 15g

1975 年 3 月 30 日。复诊。

症同上载。伴有牙龈渗血。

党参 9g,怀山药 18g,制黄精 9g,楮实子 9g

旱莲草 9g,炒地榆 9g,蒲公英 9g,炒黄柏 4.5g

仙鹤草 15g,白及 9g,桑寄生 9g,炒川断 6g

石韦(包)12g,陈赤小豆 15g

【按】本医案见于原件左侧加框部分。

◎ 医案 2

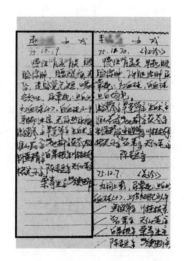

赵某,女,成。

1975 年 10 月 19 日。

慢性肾盂肾炎,眼睑浮肿,膝酸痛,头昏,走路觉气短,恶心欲吐,尿常规:蛋白(++),红细胞(+),白细胞 2 ~ 4 个/HP。手脚冰凉,无尿热尿痛。

潞党参 9g,怀山药 18g,制黄精 9g,楮实子 9g

旱莲草 9g,炒地榆 9g,白茅根 15g,陈赤小豆 15g

生白术 6g,茯苓皮 12g,川桂枝 4.5g,天仙藤 9g

桑寄生 9g,炒续断 12g

【按】本医案见于原件左侧加框部分。

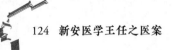

◎ 医案 3

李某,女,成。

1975 年 11 月 30 日。初诊。

慢性肾盂肾炎,早起眼睑浮肿,下午腿浮肿。尿常规:红细胞、白细胞、蛋白均见。

潞党参 9g,怀山药 18g,制黄精 9g,楮实子 9g

旱莲草 9g,炒地榆 9g,鱼腥草 12g,石韦(包)12g

生白术 6g,茯苓 12g,川桂枝 4.5g,天仙藤 6g

陈赤小豆 15g

【按】本案原件见第一张图片的右侧加框部分。

1975 年 12 月 7 日。复诊。

症同上载。尿常规:蛋白(++),白细胞(+),上皮细胞少许。

潞党参 9g,怀山药 18g,制黄精 9g,楮实子 9g

鱼腥草 12g,石韦(包)12g,白茅根 15g,陈赤小豆 15g

川桂枝 4.5g,天仙藤 6g,桑寄生 9g,炒续断 6g

土茯苓 15g

1975 年 12 月 14 日。

尿常规:蛋白(+++),白细胞 4 ~ 5 个 /HP,管型 0 ~ 1 个 /HP,浮肿。

潞党参 9g,怀山药 18g,制黄精 9g,楮实子 9g

鱼腥草 12g,石韦(包)12g,白茅根 15g,陈赤小豆 15g

苏叶 3g,益母草 9g,蝉蜕 4.5g,土茯苓 15g

天仙藤 6g

1975 年 12 月 21 日。

药后浮肿渐消,余症同上。

潞党参 9g,怀山药 18g,制黄精 9g,楮实子 9g

鱼腥草 12g,石韦(包)12g,白茅根 15g,陈赤小豆 15g

苏叶 3g,益母草 9g,蝉退 4.5g,土茯苓 15g

建泽泻 9g

◎ 医案 4

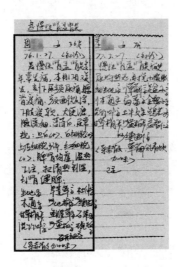

周某,女,36 岁。

1976 年 1 月 27 日。

患慢性肾盂肾炎多年,常发病,本月 13 日又复发。刻下尿频尿痛,腰脊酸痛,颜面微浮,下肢酸软,大便溏,脉濡细,苔薄白,尿常规:蛋白(+),白细胞(++),上皮细胞少许,红细胞(+)。脾肾均虚,湿热下注,拟清热利湿,补肾健脾。

生地 12g,木通 3g,甘草梢 4.5g,淡竹叶 9g

旱莲草 9g,炒地榆 9g,鱼腥草 12g,炒黄柏 9g

杜仲 9g,炒续断 9g,石韦 12g,琥珀(研细,吞)3g

注:导赤散加味。

【按】本案原件见图片的左侧加框部分。

王润指出:原件图片中,"木通五钱"是笔误,应为"木通一钱"。径改。

王任之先生临证医语谓:此方是"导赤散加味"。

◎ 医案 5

沈某,女,成。

1976 年 10 月 3 日。

肾盂肾炎病史,尿常规基本正常,尿道有酸痛感,有解不干净感,尿频量少,腰痛,面肢轻浮。

桑螵蛸 6g,煅龙骨 12g,煅牡蛎 12g,炒黄柏 4.5g

覆盆子 9g,金樱子 15g,台乌药 4.5g,益智仁 3g

川草薢 9g,萹蓄 6g,桑寄生 9g,炒怀牛膝 9g

甘草梢 4.5g

1976 年 10 月 31 日

尿道有不适感,火辣辣感,腰酸,小便次数增多。

桑螵蛸 9g,覆盆子 9g,金樱子 15g,益智仁 6g

川草薢 9g,萹蓄 6g,淡竹叶 6g,甘草梢 4.5g

炙毛狗脊 9g,炒怀牛膝 9g,桑寄生 9g,炒续断 6g

炒黄柏 4.5g

慢性肾盂肾炎急性发作

◎ 医案 1

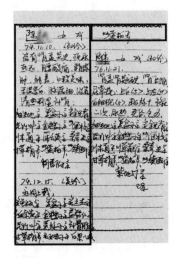

陈某,女,成。

1974 年 11 月 10 日。初诊。

宿有肾盂炎史,现尿热感,腰酸痛,稍浮肿,纳差,口秽臭味,舌淡苔白,脉濡细,治宜清热利湿补肾。

细生地 9g,淡竹叶 6g,川木通 3g,甘草梢 4.5g

覆盆子 9g,金樱子 9g,蒲公英 9g,炒黄柏 4.5g

炙金毛脊 9g,炒怀牛膝 9g,桑寄生 9g,炒续断 6g

制香附 9g

【按】本案原件见图片的加框部分。

1974 年 12 月 15 日。复诊。

症同上载。

炙龟板 24g,血余炭(包)3g,淡竹叶 6g,甘草梢 4.5g

覆盆子 9g,金樱子 9g,菟丝子 9g,北五味子 3g

炙远志 3g,益智仁 3g,补骨脂 6g,白果 8 枚

炒黄柏 4.5g

◎ 医案 2

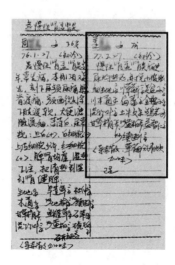

周某,女,成。

1976 年 11 月 21 日。

肾盂肾炎病史,肾区痛。尿常规:尿蛋白(±),上皮细胞(++),白细胞(+),黏丝(+)。夜尿 2 次,尿热,头昏,乏力。

细生地 9g,淡竹叶 6g,川木通 3g,甘草梢 4.5g

覆盆子 9g,金樱子 15g,川萆薢 9g,炒黄柏 4.5g

炙金毛脊 9g,炒怀牛膝 9g,桑寄生 9g,炒续断 6g

紫花地丁 9g

【按】本案原件见图片的右侧加框部分。

◎ 医案 3

季某,女,成。

1977 年 3 月 27 日。

慢性肾盂肾炎病史,尿灼热感,时觉小腹胀。

细生地 9g,川草薢 9g,覆盆子 9g,川木通 3g

萹蓄 6g,金樱子 15g,淡竹叶 6g,土牛膝 15g

台乌药 4.5g,甘草梢 4.5g,炒黄柏 4.5g,益智仁 9g

炒续断 9g

【按】本案原件见图片的右侧加框部分。王任之先生临证医语谓:此方是"导赤散、草薢分清饮加味"。

肾盂肾炎

◎ 医案 1

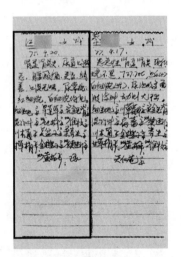

江某,女,成。

1975 年 4 月 20 日。

肾盂肾炎史,尿道灼热感,腰酸痛,头昏,纳差,口淡无味,尿常规:红细胞、白细胞均见。

细生地 9g,淡竹叶 6g,川木通 3g,甘草梢 4.5g

旱莲草 9g,炒地榆 9g,覆盆子 9g,金樱子 9g

炙金毛脊 9g,炒怀牛膝 9g,桑寄生 9g,炒续断 6g

炒黄柏 4.5g

【按】本案原件见图片的左侧加框部分。

◎ 医案 2

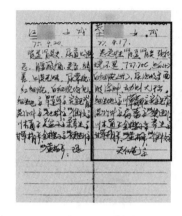

蔡某,女,成。

1977 年 4 月 17 日。

患急性肾盂肾炎,现低热不退,37.7℃,蛋白(+),白细胞(+++)。尿次数增多,面肢浮肿,动则大汗出。

细生地 9g,淡竹叶 6g,川木通 3g,甘草梢 4.5g

川草薢 9g,萹蓄 6g,金樱子 15g,炒川黄柏 4.5g

炙金毛狗脊 9g,炒续断 9g,桑寄生 9g,炒怀牛膝 9g

天仙藤 9g

【按】本案原件见图片的右侧加框部分。

◎ 医案 3

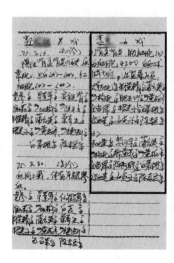

李某,女,成。

肾盂肾炎。尿常规:脓细胞(+)。血常规:白细胞 4.3×10^9/L。白细胞减少症。治宜兼顾。

方 1

大熟地 15g,炒枸杞子 9g,全当归 9g,鸡血藤 9g

制黄精 9g,肥玉竹 9g,楮实子 9g,女贞子 9g

蒲公英 12g,炒黄柏 4.5g,白茅根 15g,陈赤小豆 15g

方 2

干地黄 15g,炒枸杞子 9g,全当归 9g,鸡血藤 9g

紫河车 9g,绵黄芪 9g,陈阿胶 9g,女贞子 9g

蒲公英 9g,炒黄柏 4.5g,白茅根 15g,陈赤小豆 15g

【按】本案原件见图片的右侧加框部分。

本案有两张处方。王润指出:患者肾盂肾炎伴有白细胞减少症,"治宜兼顾"的方法是方 1 和方 2 交替服用。

◎ 医案 4

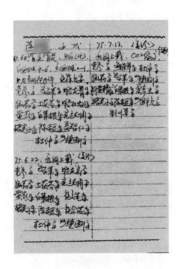

陈某,女,成。

1975 年 6 月 15 日。

肾盂肾炎。尿常规:蛋白(++),白细胞 4 ~ 6 个 /HP,红细胞 0 ~ 1 个 /HP,上皮细胞少许。夜眠欠安。

党参 9g,怀山药 18g,黄芪 12g,楮实子 12g

石韦(包)12g,土茯苓 15g,白茅根 15g,陈赤小豆 15g

煅龙骨 12g,煅牡蛎 12g,炙远志肉 3g,益智仁 3g

杜仲 9g,炒续断 6g

1977 年 6 月 22 日。

症同上载。

党参 9g,怀山药 18g,黄芪 12g,楮实子 12g

石韦(包)12g,土茯苓 15g,白茅根 15g,陈赤小豆 15g

煅龙齿 18g,炙远志肉 3g,首乌藤 15g,夜合花 15g

杜仲 9g,炒续断 6g

1977 年 7 月 13 日。

症同上载。肾功能 CO_2 偏高。便秘。

党参 9g,怀山药 24g,黄芪 4.5g,楮实子 9g

鱼腥草 3g,石韦(包)12g,白茅根 15g,陈赤小豆 15g

杜仲 9g,炒续断 6g,桑寄生 9g,炒怀牛膝 9g

制大黄 9g

输尿管结石

◎ 医案

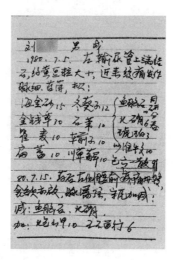

刘某,男,成。

1980 年 7 月 5 日。

左输尿管上端结石,约黄豆粒大小,近来绞痛发作。脉细,苔薄。拟方。

海金沙 15g,金钱草 30g,瞿麦 10g,萹蓄 10g

冬葵子 12g,石韦 10g,车前子 12g,川草薢 10g

鱼脑石 10g、火硝 6g、琥珀粉 3g(三药同研,分吞),炒怀牛膝 10g

六一散(包)9g

1980 年 7 月 15 日。

药后左侧腰俞疼痛好转,食欲亦启,脉濡弦。守原加减。

减:鱼脑石,火硝。

加:炮山甲 10g,王不留行 6g。

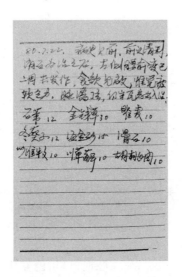

1980 年 7 月 22 日。

病史见前,前以清利消石为治之后,左侧腰俞酸已两周未发作,食欲见启,唯觉疲软乏力。脉濡弦。仍守原意出入治。

石韦 12g,冬葵子 10g,炒怀牛膝 10g

金钱草 30g,海金沙 15g,川萆薢 10g

瞿麦 10g,滑石 10g,胡桃肉 10g

血证

◎ 医案 1

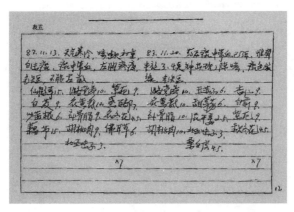

黄某,男,57 岁。

1983 年 3 月 20 日。

今晨咳血,痰中带血,色黑,后又咳血盈口,色鲜红(此为喉头出血),喉痒。

海蛤粉 10g,飞青黛 3g,炒茜草 6g,炒小蓟 6g

仙鹤草 10g,旱莲草 10g,白及 6g,生地黄 12g

侧柏叶 6g,炒蒲黄 6g,藕节 15g,枇杷叶(去毛、布包)10g

7 剂。

◎ 医案 2

程某,男,成。

1983 年 11 月 13 日。

天气寒冷,咳嗽加重,白沫痰,痰中带血,左胸疼痛,气短,不能左侧卧。

仙鹤草 15g,白及 9g,炒茜草 6g,藕节 15g

潞党参 10g,炙黄芪 10g,补骨脂 9g,胡桃肉 9g

紫菀 9g,蒸百部 3g,炙款冬花 4.5g,佛耳草 6g

北五味子 3g

7 剂。

【按】该患者(程某)患肺癌,在王任之先生处长期服药,因咳嗽痰中带血,故将本医案归于"内科·血证"。

1983 年 11 月 20 日。

药后痰中带血已弭。唯有半夜 3 到 4 点钟出现阵咳,痰色发绿,气短。

潞党参 10g,炙黄芪 10g,补骨脂 10g,胡桃肉 10g

玉苏子 6g,甜葶苈子 6g,淡干姜 2.5g,北五味子 3g

杏仁 9g,白前 9g,紫菀 9g,款冬花 4.5g

桑白皮 4.5g

7 剂。

1983 年 11 月 27 日。复诊。

药后仍咳嗽,怕冷,晚饭后胃中嘈杂,气短,痰白。痰血已弭。

煅鹅管石 6g,玉苏子 6g,甜葶苈子 6g,佛耳草 6g

泡吴茱萸 2.5g,黄连 1.5g,佛手柑 3g,九香虫 4.5g

紫菀 9g,蒸百部 3g,炙款冬花 4.5g,白前 9g

甜百合 10g

7 剂。

1983 年 12 月 4 日。复诊。

上方遗药 6 剂,因发热未服,医嘱继服上药。

1983 年 12 月 11 日。复诊。

药后咳嗽即平适,唯仍咯痰,色黄绿。

法半夏 4.5g,橘红衣 3g,杏仁 9g,白前 9g

玉苏子 6g,甜葶苈子 6g,淡吴茱萸 2.5g,黄连 1.5g

紫菀 9g,蒸百部 3g,款冬花 4.5g,佛耳草 6g

生薏苡仁 12g

7 剂。

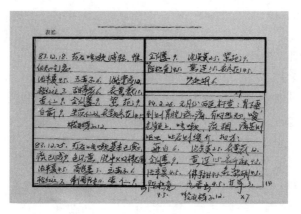

1983 年 12 月 18 日。

药后咳嗽减轻,唯仍感气急。

法半夏 4.5g,橘红衣 13g,杏仁 9g,白前 9g

玉苏子 6g,甜葶苈子 6g,全瓜蒌 9g,生薏苡仁 12g

潞党参 10g,炙黄芪 10g,紫菀 9g,炙款冬花 4.5g

煅瓦楞子 12g

7 剂。

1983 年 12 月 25 日。

药后咳嗽基本已愈,痰已减少,色不黄。脘中火灼样感觉。

法半夏 4.5g,橘红衣 3g,全瓜蒌 9g,炒陈枳壳 4.5g

高良姜 3g,制香附 10g,泡吴茱萸 2.5g,黄连 1.5g

玉苏子 6g,杏仁 9g,紫菀 9g,炙款冬花 4.5g

炒延胡索 6g

7 剂。

【按】本案原件见图片的加框部分。

◎ 医案 3

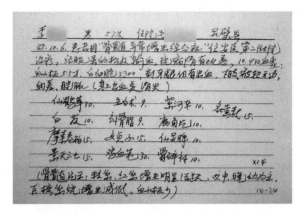

李某,男,57 岁。灵璧县。

1985 年 10 月 6 日。

患者因"骨髓异常增生综合征"住安医第二附院(现安徽医科大学第二附属医院)治疗,经服强的松及输血,现病情有改善,10 月 4 日血常规:血小板 55×10^9/L,白细胞 3.3×10^9/L,刻牙龈仍有出血,下肢疲软无力,纳差,脘胀(身上出血点消失)。骨髓片示:粒系、红系增生明显活跃,以中、晚幼为主,巨核系统增生减低,血小板少。

仙鹤草 30g,白及 10g,摩来卷柏 15g,景天三七 15g

生白术 9g,补骨脂 9g,女贞子 15g,鸡血藤 30g

紫河车 10g,鹿角片 10g,淫羊藿 10g,骨碎补 10g

炙黄芪 15g

14 剂。

◎ 医案 4

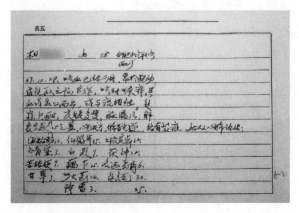

相某,女,28 岁。合肥汽车修配厂。

1987 年 10 月 29 日。

咯血已经 4 月,常于跑动或夜卧之际发作,咯时喉痛,其血或盈口而出,或与痰相继,夜寐欠酣,夜睡多梦。脉濡弦。肺象空虚,乃心之虚,心气失宁,肺苦气逆,络有裂痕,姑从心肺论治。

海蛤粉 10g,青黛(包)3g,苦桔梗 9g,甘草 3g

仙鹤草 15g,白及 9g,藕节 15g,炒大蓟 12g

煅龙齿 12g,茯神 12g,炙远志肉 6g,首乌藤 30g

降香 3g

5 剂。

糖尿病

◎ 医案

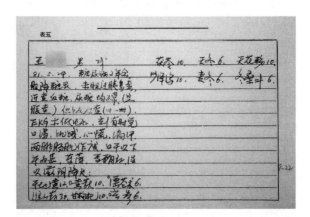

王某,男,成。

1981 年 5 月 24 日。

糖尿病 2 年余,服降糖灵,未用过胰岛素,近查血糖、尿糖均正常(空腹查),但饭后查(+++ ~ ++++),心电图示低电压,刻有时觉口渴,饥饿,心慌,淌汗,两腓肠肌作酸,口干以下午为甚,苔薄,舌稍红。治以滋阴降火。

干地黄 12g,怀山药 30g,茯苓 10g,炒泽泻 10g

黄芪 10g,甘枸杞 10g,天冬 6g,麦冬 6g

漂苍术 6g,玄参 6g,天花粉 10g,冬桑叶 6g

汗证

◎ 医案 1

郭某,女,成。

1985 年 4 月 14 日。

近两年来易汗出,汗出多即感怕冷,穿多了易出汗,穿少了即怕冷,口黏无味,喜热饮,脘胀,胃酸多,口干,不思饮食,全身关节酸痛,两下肢轻浮。

绵黄芪 10g,煅牡蛎 12g,麻黄根 3g,浮小麦 15g

川桂枝 4.5g,炒白芍 6g,仙鹤草 30g,红枣 10 枚

鸡内金 10g,陈皮 6g,佩兰 10g,炒谷芽 12g

蜜炙防风 5g

7 剂。

1985 年 4 月 21 日。

药后汗出仍不止,以头面部为甚,出汗前面部烘热,上半身大量出汗,下半身酸痛,汗出后即怕冷,易烦躁。

生熟地(各)12g,当归 10g,淡黄芩 4.5g,黄连 1.5g

绵黄芪 10g,炒黄柏 4.5g,仙鹤草 30g,红枣 10 枚

煅龙骨 10g,煅牡蛎 10g,麻黄根 3g,浮小麦 15g

炒怀牛膝 10g

7 剂。

◎ 医案 2

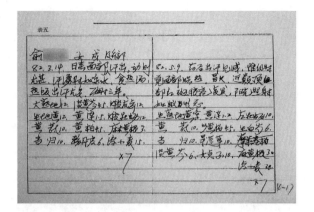

俞某,女,成。

1982 年 3 月 14 日。

日来面部及鼻部汗出,动则尤甚,汗涌时如泉水,食热汤、热饭出汗尤多,历时 3 年。

大熟地 12g,生地黄 12g,黄芪 10g,当归 10g

淡黄芩 4.5g,黄连 1.5g,黄柏 4.5g,粉丹皮 6g

煅龙齿 12g,煅牡蛎 12g,麻黄根 3g,浮小麦 15g

7 剂。

1982 年 5 月 9 日。

药后出汗见减,唯仍时觉面部烘热,冒火,近巅顶部红斑狼疮复发,阳光照射如蚁咬感。

生熟地黄(各)12g,黄芪 10g,当归 10g,淡黄芩 6g

黄连 1.2g,炒黄柏 4.5g,墨旱莲 10g,女贞子 10g

左牡蛎 10g,生白芍 6g,麻黄根 3g,浮小麦 30g

7 剂。

◎ 医案 3

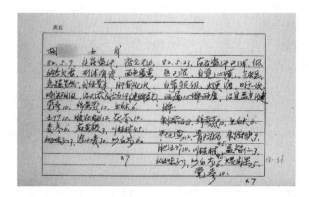

胡某,女,成。

1982 年 5 月 9 日。

夜寐盗汗,疲乏无力,纳谷欠香,形体消瘦,面色萎黄,急躁易怒,月经量多。肝郁化火,灼伤阴液,治以滋阴敛汗,健脾益气。

党参 10g,玉竹 10g,麦冬 6g,北五味子 3g

绵黄芪 10g,煅牡蛎 12g,麻黄根 3g,浮小麦 30g

生白术 6g,茯苓 10g,川桂枝 4.5g,炒白芍 6g

7 剂。

1982 年 5 月 23 日。

药后盗汗已弭,低热已退。自觉心慌,气短,白带频仍。大便溏,日行一次。证属心脾两虚,治宜益气健脾。

制磁石 18g,干地黄 12g,玉竹 10g,北五味子 3g

绵黄芪 10g,青防风 4.5g,川桂枝 4.5g,炒白芍 6g

生白术 6g,制附片 9g,益智仁 3g,煨肉豆蔻 5g

党参 10g

7 剂。

痹证

◎ 医案 1

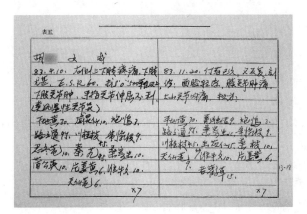

胡某,女,成。

1983 年 4 月 10 日。

右侧上下肢疼痛,下肢尤甚,红细胞沉降率 60mm/h,抗链球菌溶血素

"O"500IU/ml 以上,下肢关节肿,手指关节伸屈不利(类风湿性关节炎)。

干地黄 30g,路路通 9 个,忍冬藤 10g,蒲公英 10g

威灵仙 10g,川桂枝 4.5g,秦艽 4.5g,片姜黄 6g

炮川乌 3g,制乳没(各)9g,桑寄生 10g,怀牛膝 10g

天仙藤 6g

7 剂。

【按】王润云:"王老曾传授说,干地黄用大量,可以抗风湿,使抗'O'转阴。"

1983 年 11 月 20 日。

停药已久,又反复,刻诊:面睑轻浮,膝关节肿痛,大小关节均痛。拟方。

干地黄 30g,路路通 9 个,川桂枝 4.5g,天仙藤 9g

羌独活(各)9g,桑寄生 10g,生薏苡仁 15g,炒怀牛膝 10g

炮川乌 3g,制乳没(各)9g,桑枝 10g,片姜黄 6g

老鹳草 15g

7 剂。

◎ 医案 2

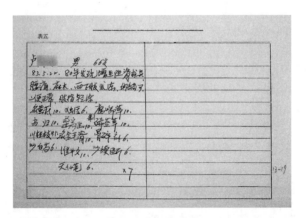

卢某,男,66 岁。

1983 年 5 月 22 日。

1980 年发现增生性脊柱炎,腰痛,麻木,两下肢发凉,纳谷尚可,二便正常,肢指轻浮。

炙黄芪 10g,当归 10g,川桂枝 4.5g,炒白芍 6g

独活 6g,桑寄生 10g,炙金毛狗脊 10g,怀牛膝 10g

鹿衔草 10g,制豨莶草 10g,骨碎补 6g,炒续断 6g

天仙藤 6g

7 剂。

◎ **医案 3**

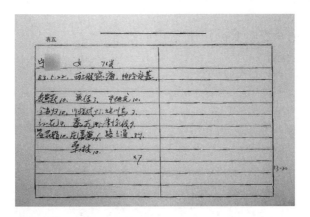

宁某,女,71 岁。

1983 年 5 月 22 日。

两上肢疼痛,怕冷夜甚。

炙黄芪 10g,全当归 10g,红花 4g,炒五灵脂 10g

羌活 3g,川桂枝 4.5g,秦艽 4.5g,片姜黄 6g

干地龙 10g,炮川乌 3g,制乳没(各)9g,路路通 8 个

桑枝 10g

7 剂。

◎ **医案 4**

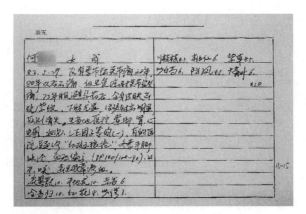

何某,女,成。

1983 年 5 月 29 日。

原有季节性关节痛 20 年,1980 年以后不痛,仅在受凉时关节微痛。1973年服避孕药后,全身皮肤出现紫纹,下肢尤显,活动时亦明显,卧则消失。在当地医院查肝、肾、心电图、红细胞沉降率、红斑狼疮因子等均(-),有的医院疑诊"红

斑狼疮"，冬季手脚冰冷，血压偏高 [160/(90 ～ 100)mmHg]，口干，口臭，齿龈常渗血。

炙黄芪 10g，全当归 10g，川桂枝 4.5g，炒白芍 6g

干地龙 10g，红花 4g，桃仁 6g，防风 4.5g

赤芍 6g，炒川芎 3g，紫草 4.5g，大青叶 6g

10 剂。

◎ 医案 5

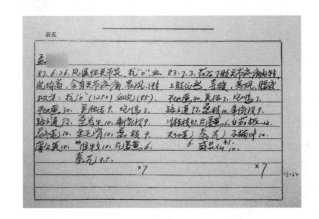

孟某。

1983 年 6 月 26 日。

风湿性关节炎，抗"O"、红细胞沉降率均高，全身关节疼痛，畏风，汗多，抗"O"1250IU/ml，红细胞沉降率：85mm/h。拟方。

干地黄 30g，路路通 9 个，忍冬藤 10g，蒲公英 10g

羌独活（各）9g，桑寄生 10g，金毛狗脊 10g，炒怀牛膝 10g

炮川乌 3g，制乳没（各）9g，桑枝 9g，片姜黄 6g

秦艽 4.5g

7 剂。

【按】抗"O"，全称为抗链球菌溶血素"O"。正常参考值：成人 0 ～ 200IU/ml，红细胞沉降率正常参考值 2 ～ 10mm/h。该患者抗"O"、红细胞沉降率均高。

1983 年 7 月 3 日。

药后下肢关节疼痛好转，上肢依然，喜暖，恶风，腰酸。

干地黄 40g，路路通 9 个，川桂枝 4.5g，天仙藤 6g

羌活 3g，桑枝 10g，片姜黄 6g，秦艽 4.5g

炮川乌 3g，制乳没（各）9g，白茄根 12g，石楠叶 10g

威灵仙 10g

7 剂。

◎ 医案 6

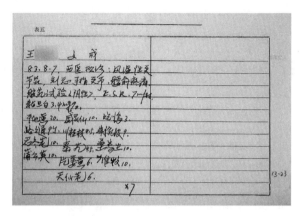

王某,女,成。

1983 年 8 月 7 日。

西医拟诊:风湿性关节炎,刻感手关节、腰俞疼痛,胶乳凝集试验:阴性。红细胞沉降率 7mm/h,血清黏蛋白 3.4g/L。

干地黄 30g,路路通 9 个,忍冬藤 10g,蒲公英 10g

威灵仙 10g,川桂枝 4.5g,秦艽 4.5g,片姜黄 6g

炮川乌 3g,制乳没(各)9g,桑寄生 10g,炒怀牛膝 10g

天仙藤 6g

7 剂。

【按】影印件"黏蛋白 3.4",即血清黏蛋白 3.4g/L。血清黏蛋白正常值以蛋白计为 0.71 ～ 0.87g/L。血清黏蛋白增高常见于肿瘤、结核、肺炎、系统性红斑狼疮、风湿热、风湿性关节炎等。

◎ 医案 7

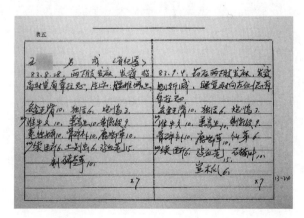

王某,男,成。省纪委。

1983 年 8 月 28 日。

两下肢发麻发酸,抬高时觉有牵拉感,片示:腰椎增生。

炙金毛狗脊 10g,炒怀牛膝 10g,菟丝饼 10g,炒续断 6g

独活 6g,桑寄生 10g,骨碎补 10g,土鳖虫 6g

炮川乌 3g,制乳没(各)9g,鹿衔草 10g,鸡血藤 15g

制豨莶草 10g

7 剂。

1983 年 9 月 4 日。

药后两下肢发麻发酸感渐减,睡觉时向左侧总有牵拉感。

炙金毛狗脊 10g,炒怀牛膝 10g,骨碎补 10g,炒续断 6g

独活 6g,桑寄生 10g,鹿衔草 10g,鸡血藤 15g

炮川乌 3g,制乳没(各)9g,仙茅 6g,石楠叶 10g

宣木瓜 6g

7 剂。

◎ **医案 8**

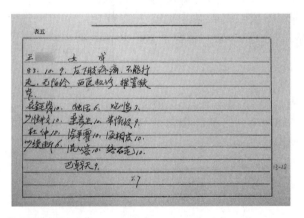

王某,女,成。

1983 年 10 月 9 日。

左下肢疼痛,不能行走,无怕冷,西医拟诊:椎管狭窄。

炙金毛狗脊 10g,炒怀牛膝 10g,杜仲 10g,炒续断 6g

独活 6g,桑寄生 10g,淫羊藿 10g,淡肉苁蓉 10g

炮川乌 3g,制乳没(各)9g,海桐皮 10g,络石藤 10g

巴戟天 9g

7 剂。

◎ 医案 9

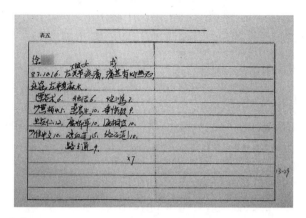

徐某,女,成。

1983 年 10 月 16 日。

左下肢关节疼痛,痛甚有灼热感,夜寐左半身麻木。

漂苍术 6g,炒黄柏 4.5g,生薏苡仁 12g,炒怀牛膝 10g

独活 6g,桑寄生 10g,鹿衔草 10g,鸡血藤 15g

炮川乌 3g,制乳没(各)9g,海桐皮 10g,络石藤 10g

路路通 9g

7 剂。

◎ 医案 10

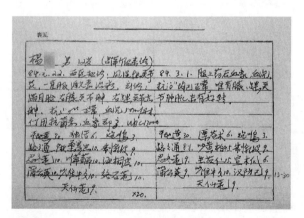

杨某,男,12 岁。

1984 年 1 月 22 日。

西医拟诊:风湿性关节炎,一直服激素治疗,刻诊:满月脸,右膝关节肿,右踝关节亦肿,抗"O"正常,红细胞沉降率 50mm/h,停用抗生素,血象即高,白细胞计数 13×10^9/L。

干地黄 30g,路路通 9 个,忍冬藤 10g,蒲公英 10g

独活 6g,桑寄生 10g,川萆薢 10g,炒怀牛膝 10g

炮川乌 3g,制乳没(各)9g,海桐皮 10g,络石藤 10g

天仙藤 9g

20 剂。

1984 年 3 月 1 日。

服上药后血象、红细胞沉降率、抗"O"均已正常,唯有膝、踝关节肿胀未有好转。

干地黄 30g,路路通 8 个,忍冬藤 9g,蒲公英 9g

漂苍术 6g,炒黄柏 4.5g,生薏苡仁 15g,炒怀牛膝 10g

炮川乌 3g,制乳没(各)9g,宣木瓜 6g,汉防己 9g

天仙藤 9g

◎　医案 11

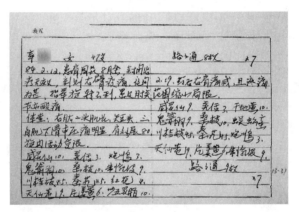

辛某,女,47 岁。

1984 年 2 月 12 日。

患肩周炎 8 月余,封闭治疗无效,刻则右臂酸痛,夜间为甚,抬举旋转不利,累及肘关节亦酸痛。

体查:右肱二头肌长、短头,三角肌下囊压痛明显,肩关节外展 80°、内旋活动受限。

威灵仙 10g,鬼箭羽 10g,川桂枝 4.5g,天仙藤 9g

羌活 3g,桑枝 10g,秦艽 4.5g,片姜黄 6g

炮川乌 3g,制乳没(各)9g,红花 4g,炒五灵脂 10g

路路通 8 枚

7 剂。

1984 年 2 月 19 日。

药后右肩痛减,且疼痛范围缩小局限。

威灵仙 9g,鬼箭羽 9g,川桂枝 4.5g,天仙藤 9g

羌活 3g,桑枝 10g,秦艽 4.5g,片姜黄 6g

干地黄 10g,蜈蚣 2 条,炮川乌 3g,制乳没(各)9g

路路通 9 枚

7 剂。

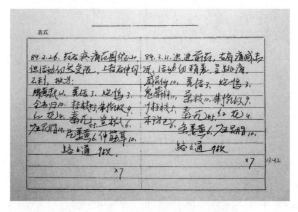

1984 年 2 月 26 日。

药后疼痛范围缩小,但活动仍然受限,上抬后伸均不利。拟方。

绵黄芪 12g,全当归 10g,红花 4g,炒五灵脂 10g

羌活 3g,桂枝 4.5g,秦艽 4.5g,片姜黄 6g

炮川乌 3g,制乳没(各)9g,宣木瓜 6g,伸筋草 10g

路路通 9 枚

7 剂。

1984 年 3 月 11 日。

迭进前药,右肩痛减未弭,活动仍稍差,呈跳痛。

威灵仙 10g,鬼箭羽 10g,川桂枝 5g,木防己 6g

羌活 3g,桑枝 10g,秦艽 4.5g,条姜黄 6g

炮川乌 3g,制乳没(各)9g,红花 4g,炒五灵脂 10g

路路通 9 枚

7 剂。

◎ 医案 12

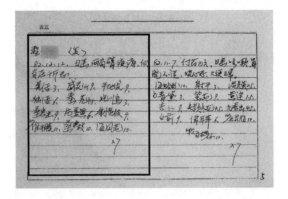

程某。

1982 年 12 月 12 日。复诊。

肺癌痹证。日来两肩臂酸痛,似有压千斤感。

羌活 3g,独活 6g,桑寄生 9g,炒怀牛膝 10g

威灵仙 9g,秦艽 4.5g,片姜黄 6g,桑枝 10g

干地龙 9g,炮川乌 3g,制乳没(各)9g,海风藤 10g

7 剂。

【按】本案原件见图片的左侧加框部分。

该患者(程某)患肺癌,在王任之先生处长期服药。就诊期间新病肩臂酸痛,故将此案归于"内科·痹证"。

眩晕

◎ 医案 1

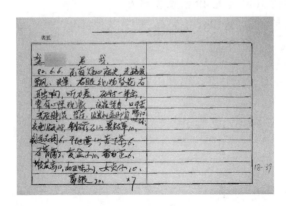

盛某,男,成。

1982 年 6 月 6 日。

原有冠心病史,走路发飘,头晕,右眼视物昏花,右耳鸣响,听力差,历时 1 年余。常有心悸现象,夜寐梦多,口干苦,舌质胖淡,苔薄。治宜补益肝肾,潜阳息风。

炙龟板 24g,炙远志 6g,石菖蒲 3g,煅龙齿 12g

制磁石 12g,干地黄 12g,覆盆子 6g,北五味子 3g

夏枯草 10g,苦丁茶 6g,香白芷 6g,女贞子 10g

葛根 30g

7 剂。

◎ 医案 2

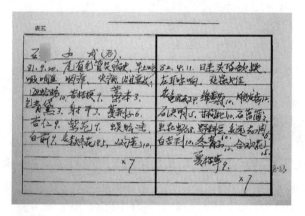

石某,女,成(老)。

1982 年 4 月 11 日。

日来头昏欲跌,左耳鸣响,夜寐欠佳。

炙龟板 24g,石决明 15g,生牡蛎 18g,白蒺藜 10g

绵黄芪 10g,甘枸杞 10g,野料豆 10g,冬青子 10g

煅龙齿 12g,石菖蒲 3g,炙远志肉 6g,合欢花 15g

夏枯草 9g

7 剂。

【按】本医案见原件右侧加框部分。这是一位日本籍老人,肝阳上亢引起头昏欲跌(平衡功能失调)、耳鸣、不寐,治以镇肝潜阳、滋养肝阴,佐以宁心安神。

肌萎缩

◎ 医案

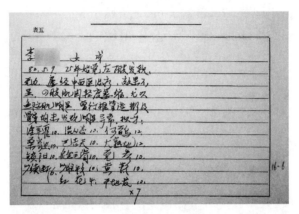

李某,女,成。

1982 年 5 月 9 日。

1975 年始觉左下肢发软、无力,屡经中医治疗,效果不显。四肢肌肉轻度萎缩,尤以鱼际肌明显,曾行椎管造影及骨穿均未发现明显异常。拟方。

淫羊藿 10g,桑寄生 10g,锁阳 10g,炒续断 6g

淡肉苁蓉 10g,巴戟天 10g,炙金毛狗脊 10g,炒怀牛膝 10g

何首乌 12g,大熟地 12g,党参 10g,黄芪 10g

红花 4g,干地龙 10g

7 剂。

癫痫

◎ 医案

巫某,男,46 岁。中国科学院合肥分院智能所。

1983 年 3 月 6 日。

1978 年突然昏迷,神志不清,抽搐吐白沫,即送安徽医学院第二附属医院(现安徽医科大学第二附属医院)治疗,经脑电图检查为正常,1982 年 12 月又复发一次,比上次严重,西医拟诊为"癫痫"。

建议:①口服紫金锭,每次 2g,每日 1 次;②玉莲花 3 根,全草,煎水服。

脑动脉硬化

◎ 医案

张栋,男,成。

1976 年 6 月 17 日。

患者因拟诊脑动脉硬化,脑供血不足于 1 日入院,治疗后头晕有所好转,但不时仍晕,夜难安寐,记忆善忘,全身乏力,血压偏低,脉濡弦。拟从心肾为治。

炙龟板 24g,炙远志肉 3g,石菖蒲 3g,煅龙齿 12g

何首乌 12g,大熟地 12g,绵黄芪 12g,女贞子 9g

柏子仁 9g,丹参 9g,葛根 15g,鸡血藤 15g

合欢花 15g

脑震荡后遗症

◎ 医案 1

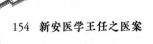

蒋某,男,成。

1982 年 12 月 30 日。

患者于 9 月份曾于 2 楼坠下,未见骨折,治疗后近已行动如常,唯走路较多,仍总腰痛,弯腰易受限制,下楼梯时自觉下肢微颤,近来巅顶跳动旧恙又有出现。左前额有时继痛,夜寐或安或不安,则影响上背部有跳动发慌感觉,脉濡弦,血脂偏高。肝脉循巅上入络脑,此肝少濡养,风阳易动,脑筋宗脉失守之过,姑以和阳息风、柔肝济脑为治,拟方备酌。

石决明 12g,生牡蛎 18g,蜈蚣 2 条,双钩藤 10g

藁本 3g,蔓荆子 6g,僵蚕 6g,白附子 3g

何首乌 12g,桑寄生 10g,鸡血藤 15g,首乌藤 30g

葛根 24g,山楂 10g

7 剂。

1983 年 1 月 5 日。

前以和阳息风,养肝清脑之后,巅顶及左前额跳动已平,上背部跳动发慌亦减,唯弯腰仍受限制,走路略多腰痛如前,夜卧或安或不安,脉濡弦。证药相合,仍守原意化裁。

藁本 3g,蔓荆子 6g,蜈蚣 2 条,双钩藤 10g

葛根 30g,山楂 10g,合欢花 15g,首乌藤 10g

炙金毛狗脊 10g,炒怀牛膝 10g,骨碎补 10g,炒续断 6g

佛手柑 3g,甘松 6g

7 剂。

1983 年 1 月 22 日。

药后巅顶跳痛及左额跳痛已减,走路略多腰痛好转,弯腰受限也减轻,唯下楼梯时仍感微颤,活动量较大胸闷跳痛未已,夜寐或安或不安。寐觉时小指作麻,脉濡弦。证药向安,仍守原意出入治疗。

煅龙齿 12g,茯神 12g,炙远志肉 6g,合欢花 15g

丹参 10g,酸枣仁 18g,炙金毛狗脊 10g,炒怀牛膝 10g

薤白 6g,全瓜蒌 9g,佛手柑 3g,甘松 6g

制豨莶草 10g,首乌藤 30g

7 剂。

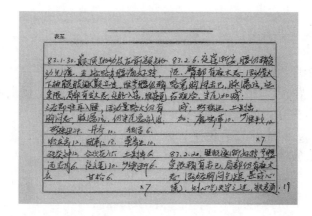

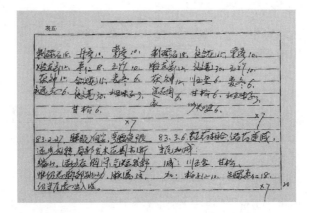

1983 年 1 月 30 日。

巅顶跳动及左前额跳动见瘥,走路略多腰痛好转。下楼腿肢微颤亦定,唯弯腰仍稍受限,局部有发木感。夜能入寐,唯寐觉之后即难再入睡。活动量略大仍有胸闷感。脉濡弦。仍守原意出入治。

珍珠母 24g,煅龙齿 12g,朱茯神 12g,炙远志肉 6g

丹参 10g,酸枣仁 18g,合欢花 15g,首乌藤 30g

独活 6g,桑寄生 10g,土鳖虫 6g,炒续断 6g

甘松 6g

7 剂。

1983 年 2 月 6 日。

夜寐渐安,腰仍稍受限,臀部有麻木感,活动量大略觉胸闷未已,脉濡弦。证药既合,守原加减。

减:珍珠母,土鳖虫。

加:鹿衔草 10g,炒怀牛膝 10g。

7 剂。

1983 年 2 月 20 日。

睡眠逐渐好转,弯腰受限稍有未已,局部仍有麻木感,活动后胸闷气短,甚或心慌,则心气失守之过,守原变通。

制磁石 18g,煅龙齿 12g,茯神 12g,炙远志 6g

丹参 10g,酸枣仁 18g,合欢花 15g,首乌藤 30g

党参 10g,玉竹 10g,麦冬 6g,北五味子 3g

甘松 6g

7 剂。

1983 年 2 月 27 日。

睡眠向安,弯腰受限,逐步好转,局部发木范围亦渐缩小,活动后胸闷、气短较舒,唯仍感胸部跳动,脉濡弦。仍守原意出入治。

制磁石 18g,煅龙齿 12g,茯神 12g,炙远志肉 6g

合欢花 15g,首乌藤 30g,川郁金 6g,甘松 6g

党参 10g,玉竹 10g,麦冬 6g,北五味子 3g

炒知母 6g

7 剂。

1983 年 3 月 6 日。

证药相合,诸药递减。守原加减。

减:川郁金、甘松。

加:柏子仁 10g、生酸枣仁 18g。

7 剂。

◎ 医案 2

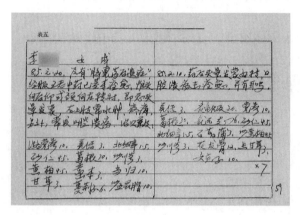

李某,女,成。

1985 年 1 月 20 日。

原有"脑震荡后遗症",经服王老中药已基本痊愈,唯头向后仰或颈向左转时,即感头晕发蒙,右上肢常水肿、疼痛,另外,常发口腔溃疡。治以兼及。

潞党参 10g,砂仁 4.5g,黄柏 4.5g,甘草 3g

羌活 3g,葛根 30g,藁本 3g,蔓荆子 6g

北细辛 1.5g,炒川芎 3g,当归 10g,炒五灵脂 10g

1985 年 2 月 10 日。

药后头晕发蒙好转,口腔溃疡未痊愈,并有耳鸣。

羌活 3g,葛根 30g,北细辛 1.5g,炒川芎 3g

炙龟板 20g,炙远志 6g,石菖蒲 3g,花龙骨 12g

党参 10g,砂仁 4.5g,炒黄柏 4.5g,生甘草 3g

女贞子 10g

7 剂。

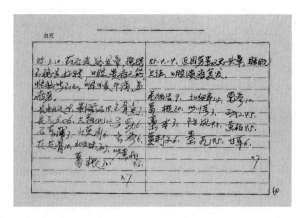

1985 年 3 月 10 日。

药后走路发晕,摇摆不稳定好转,口腔溃疡已愈,唯脑鸣不止,咽喉干痛,易疲劳。

炙龟板 24g,炙远志 6g,石菖蒲 3g,花龙骨 10g

制磁石 18g,大熟地 12g,山萸肉 6g,北五味子 3g

青黛(包)3g,马勃 6g,党参 6g,炒黄柏 4.5g

葛根 30g

7 剂。

1985 年 4 月 14 日。

近因劳累又感头晕,睡眠欠佳,口腔溃疡复发。

羌独活(各)9g,葛根 30g,藁本 3g,蔓荆子 6g

北细辛 1.5g,炒川芎 3g,防风 4.5g,秦艽 4.5g

党参 10g,砂仁 4.5g,黄柏 4.5g,甘草 6g

7 剂。

1985 年 6 月 9 日。

日来感头晕,心悸,口腔溃疡。

羌活 3g,葛根 30g,北细辛 1.5g,炒川芎 3g

党参 10g,砂仁 4.5g,黄柏 4.5g,甘草 3g

制磁石 18g,干地黄 12g,肥玉竹 10g,北五味子 3g

甘松 6g

7 剂。

◎ 医案 3

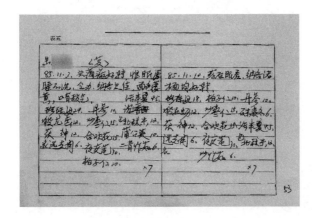

朱某。

1985 年 11 月 3 日。复诊。

头痛病好转,唯眠差,睡不沉,乏力,纳谷欠佳,面色萎黄,口有秽气。

珍珠母 24g,煅龙齿 12g,茯神 12g,炙远志肉 6g

丹参 10g,炒酸枣仁 15g,合欢花 15g,首乌藤 30g

法半夏 4.5g,北秫米(包)12g,蒲公英 10g,二青竹茹 6g

柏子仁 10g

7 剂。

1985 年 11 月 10 日。

药后眠差,纳谷诸方面均好转。

珍珠母 24g,煅牡蛎 12g,茯神 12g,炙远志肉 6g

柏子仁 10g,炒酸枣仁 15g,合欢花 15g,首乌藤 30g

丹参 10g,朱麦冬 6g,法半夏 4.5g,北秫米(包)12g

炒竹茹 6g

7 剂。

椎管狭窄症

◎ 医案

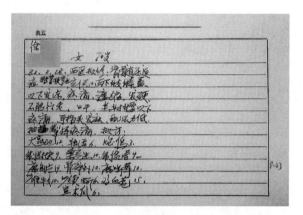

徐某,女,70岁。

1982年2月28日。

西医拟诊:骨髓压迫症,椎管狭窄症。刻感两下肢膝盖以下发凉,疼痛,萎缩,发硬,不能行走,口干,坐时腰以下疼痛,手指头发麻,肌张力低,抽掣样疼痛。拟方。

大熟地 12g,制附片 9g,鹿角片 9g,炒怀牛膝 10g

独活 6g,桑寄生 10g,骨碎补 10g,炒续断 6g

炮川乌 3g,制乳香 9g,鹿衔草 10g,鸡血藤 10g

宣木瓜 6g

虚损

◎ 医案 1

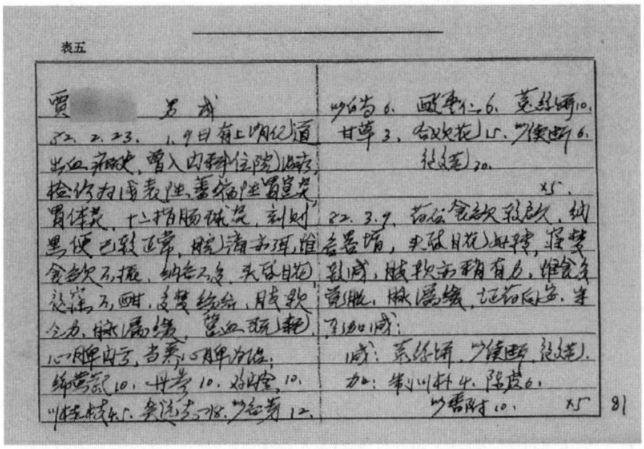

贾某,男,成。

1982 年 2 月 23 日。

1 月 9 日有上消化道出血病史,曾入内科住院治疗,检诊为浅表性萎缩性胃窦炎、胃体炎、十二指肠球炎。刻则黑便已较正常,脘痛亦弭,唯食欲不振,纳谷不多,头昏目花,夜寐不酣,多梦纷纭,肢软乏力。脉濡缓。营血既耗,心脾内亏,当养心脾为治。

绵黄芪 10g,川桂枝 4.5g,炒白芍 6g,甘草 3g

丹参 10g,炙远志 18g,酸枣仁 6g,合欢花 15g

鸡内金 10g,炒谷芽 12g,菟丝饼 10g,炒续断 6g

首乌藤 30g

5 剂。

1982 年 3 月 9 日。

药后食欲较启,纳谷益增,头昏目花好转,寐梦较减,肢软亦稍有力,唯食多觉胀,脉濡缓。证药向安,守原加减。

减:菟丝饼,炒续断,首乌藤。

加:制川厚朴 4g,陈皮 6g,炒香附 10g。

5 剂。

1982 年 3 月 13 日。

食后仍稍脘胀,入寐时间不长,每晚在五小时左右。脉濡弦。证药相合,守原加减。

漂苍术 6g,炒川芎 3g,制香附 10g,炒陈六神曲 10g

鸡内金 10g,川厚朴花 4g,陈皮 6g,炒谷芽 12g

丹参 10g,酸枣仁 18g,炙远志 6g,合欢花 15g

首乌藤 30g

5 剂。

◎ 医案 2

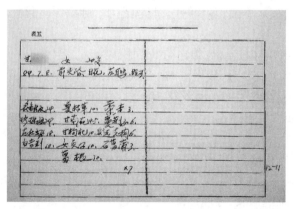

甘某,女,20 岁。

1984 年 7 月 8 日。

前头昏,目花,左耳鸣,眠可。

炙龟板 24g,珍珠母 24g,左牡蛎 18g,白蒺藜 10g

夏枯草 10g,甘菊花 4.5g,甘枸杞 10g,女贞子 10g

藁本 3g,蔓荆子 6g,炙远志肉 6g,石菖蒲 3g

葛根 30g

7 剂。

◎ 医案 3

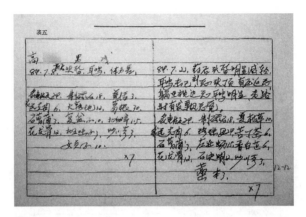

高某,男,成。

1984 年 7 月 8 日。

前后头昏,耳鸣,体力差。

炙龟板 24g,制远志肉 6g,石菖蒲 3g,花龙骨 12g

制磁石 18g,大熟地 12g,覆盆子 10g,北五味子 3g

羌活 3g,葛根 30g,北细辛 1.5g,炒川芎 3g

女贞子 10g

7 剂。

【按】王润指出:原件"前后头昏",是指头昏的部位表现在头颅的前部和后部。"前后"两字是完成医案抄写后,根据病人表述补录的。

1984 年 7 月 22 日。

药后头昏明显减轻,耳鸣未已,刻感头顶有压迫感,躺在枕边感耳鸣明显,走路时有发飘感觉。

炙龟板 24g,制远志肉 6g,石菖蒲 3g,花龙骨 12g

制磁石 18g,珍珠母 24g,左牡蛎 15g,石决明 12g

夏枯草 10g,苦丁茶 6g,香白芷 6g,炒川芎 3g

藁本 3g

7 剂。

秽语多动症

◎ 医案

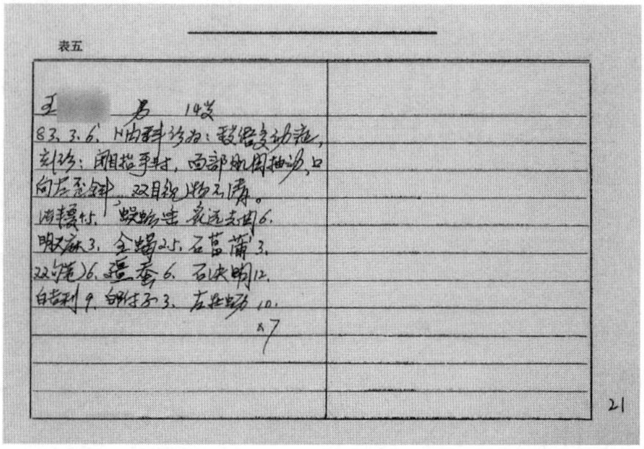

王某,男,14 岁。

1983 年 3 月 6 日。

神经内科诊为:秽语多动症。刻诊:闭目抬手时,面部肌肉抽动,口向左歪斜,双目视物不清。

法半夏 4.5g,明天麻 3g,双钩藤 6g,白蒺藜 9g

蜈蚣 1 条,全蝎 2.5g,僵蚕 6g,白附子 3g

炙远志肉 6g,石菖蒲 3g,石决明 12g,左牡蛎 10g

7 剂。

多发性硬化症

◎ 医案 1

孟某,女,成。安徽省立医院五楼西区,神经内科。

1976 年 4 月 22 日。初诊。

患者因拟诊为"多发性硬化症?"于 3 月 29 日入院,经脑电图检查,又考虑脑供血不足。刻下仍头昏,目视欠清,视觉畏光,舌硬言謇,溢口水,右肢麻木,走路不稳。脉弦滑。肾水亏、肝阳亢,拟滋肾柔肝为治。

何首乌 12g,大熟地 12g,炒枸杞 6g,女贞子 6g

炙龟板 24g,珍珠母 24g,生牡蛎 24g,白蒺藜 12g

羌活 4.5g,葛根 4.5g,当归 9g,炒五灵脂 9g

制豨莶草 9g

1976 年 4 月 29 日。复诊。

药后头昏较安,目视较清,舌硬言謇亦较利。唯两目仍畏光,右肢发麻如前,右侧面部有发辣感。脉弦。守原加减。

减:当归、羌活、炒五灵脂。

加:青葙子 6g,决明子 9g,桑椹仁 9g。

附西医病史:因头昏,视力模糊,伴右半身麻木 1 年余,近 1 月来症状加重,于 1976 年 3 月 29 日住安徽省立医院神经科。患者 1 年前开始逐渐视力模糊,畏光,伴右侧面部,右侧上下肢麻木,走路困难,只能缓慢移步,同时说话不清,舌发硬,流口水,当地治疗效果差,门诊拟多发性硬化收住本科。脑电图检查:双侧脑血管弹性减退,左侧血管充盈度较差。血脂分析:胆固醇 9.21mmol/L,甘油三酯 1.33mmol/L,载脂蛋白 B 0.436g/L。

【按】原文献胆固醇 356mg/dl,换算规范单位为 9.21mmol/L

原文献甘油三酯 118mg/dl,换算规范单位为 1.33mmol/L

正常范围是 0.43 ~ 1.28g/L,而女性则稍低一些,为 0.42 ~ 1.12g/L。

载脂蛋白 B 是一种主要由肝脏合成的蛋白质,女性正常值为 0.42 ~ 1.12g/L,该患者载脂蛋白 B 为 0.436g/L,在正常值的下限。载脂蛋白 B 水平降低,可能与肝功能损害、甲状腺功能亢进等疾病有关。

◎ 医案 2

牛某,女,成。安徽省立医院神经内科 36 床。

1976 年 6 月 3 日。初诊。

患者有多发性硬化病史已 10 年。此次因右下肢麻木,右下肢活动不灵于 5 月 22 日入院。刻下右下肢仍感麻木不灵,右下肢乏力,步履蹒跚。右目已失明。腰间有束带感,脉濡弦。拟从肝肾为治。

锁阳 9g,淡肉苁蓉 9g,菟丝子 9g,炒续断 6g

炙金毛脊 9g,炒怀牛膝 9g,淫羊藿 9g,骨碎补 9g

鹿衔草 9g,制豨莶草 9g,甘枸杞 9g,女贞子 9g

谷精草 9g

1976 年 6 月 10 日。二诊。

药后右下肢怕冷麻木有所好转,感觉略有恢复,唯有阵发性疼痛,痛时右下肢抽搐拘挛,脉濡弦。守原加减。

减:淫羊藿,鹿衔草,甘枸杞,女贞子,谷精草。

加:干地龙 9g,蜈蚣 2 条,钩藤(后下)9g,炮川乌 3g,制乳没(各)9g。

1976 年 6 月 17 日。三诊。

左下肢怕冷麻木好转,感觉逐渐恢复,阵发性疼痛,亦未发作,唯右目失明已 8 年,腰间仍有束带感,脉濡弦。守原加减。

锁阳 9g,淡肉苁蓉 9g,女贞子 9g,谷精草 9g

桑寄生 9g,沙苑子 10g,干地龙 9g,蜈蚣 2 条

甘枸杞 9g,桑椹仁 9g,制乳没(各)9g,炒五灵脂 9g

蕤仁 9g

【按】蕤仁:《神农本草经》称蕤核,甘,微寒。养肝明目,祛风散热。治目赤肿痛,昏暗羞明,眦烂多泪,鼻衄。

1976 年 6 月 24 日。四诊。

右下肢阵痛已未发作,唯昨日右下肢又觉怕冷,旋即束带感明显。欲泛呕,脉濡弦。守原加减。

减:干地龙,蜈蚣,制乳没,炒五灵脂。

加:淫羊藿 9g,金毛脊 9g,炒怀牛膝 9g,补骨脂 9g。

◎ 医案 3

陈某,女,成。

1976 年 10 月 14 日。初诊。

患者因拟诊多发性硬化于 9 月 21 日入院西医治疗后有所好转。唯右上肢仍不能活动,有麻木感,二目干胀,视力减退,偏右头痛,右侧面麻,脉弦。肝肾不足,虚风自动,拟于滋养肝肾,并佐息风为治。

大熟地 12g,甘枸杞 9g,桑椹仁 9g,女贞子 9g

蕤仁 6g,夜明砂 9g,千里光 9g,谷精草 9g

左秦艽 4.5g,制豨莶草 9g,干地龙 9g,双钩藤 9g

1976 年 10 月 21 日。二诊。

视力减退已有好转,左上肢已能活动,唯肘腕关节仍不能举,头额胀疼,脉濡弦。守原加减。

上方减:蕤仁,夜明砂。

加:生牡蛎 18g,白蒺藜 9g,蜈蚣 2 条。

1976 年 10 月 28 日。三诊。

左肘关节已能活动,唯左腕关节仍不能举动,左目作胀,脉濡弦。守原加减。

大熟地 12g,甘枸杞 9g,桑椹仁 9g,谷精草 9g

夏枯草 9g,蔓荆子 6g,决明子 9g,茺蔚子 6g

秦艽 4.5g,制豨莶草 9g,川桂枝 4.5g,片姜黄 4.5g

威灵仙 9g

◎ 医案 4

林某,女,14 岁,安徽省立医院五病区西神经内科 25 床。

1977 年 4 月 28 日。初诊。

患者因拟诊多发性硬化症于 20 日入院,刻则右上下肢及左下肢仍软瘫乏力,说话口齿不清,舌红无苔,脉濡弦。拟从喑痱论治,用地黄饮子出入。

干地黄 12g,玄参 6g,麦冬 6g,北五味子 3g

淡肉苁蓉 9g,巴戟天 9g,炙远志肉 3g,石菖蒲 3g

绵黄芪 9g,当归 9g,干地龙 6g,红花 4.5g

炒怀牛膝 9g

7 剂。

1977 年 5 月 5 日。二诊。

药后口齿略清,右上肢活动较好,左上肢略差,右下肢仍软瘫,不能举动,自觉喉干发哑,舌略有苔,脉濡弦。守原加减。

减:当归,干地龙,红花。

加:淫羊藿 9g,桑寄生 9g,锁阳 9g。

7 剂。

1977 年 5 月 12 日。三诊。

3 日来右上肢出现阵发性痉挛疼痛,活动亦较上周略差,左上肢右下肢软瘫如前,喉干发哑未润,脉濡弦。守原加减。

干地黄 12g,玄参 6g,麦冬 6g,石斛 9g

淡肉苁蓉 9g,巴戟天 9g,炙远志肉 3g,石菖蒲 3g

蜈蚣 2 条,僵蚕 6g,珍珠母 24g,双钩藤 9g

秦艽 4.5g

7 剂。

1977 年 5 月 19 日。四诊。

右上肢阵发性痉挛好转,左上肢已能上举。唯有右下肢仍不能动弹,脉濡弦。守原加减。

减:远志肉,石菖蒲。

加:锁阳 9g,炒怀牛膝 9g。

7 剂。

1977 年 5 月 26 日。五诊。

两肢均能上举过来,右下肢能向前伸或略移动,声哑好转。唯视力仍模糊不清。脉濡弦。守原加减。

干地黄 3g,甘枸杞 9g,桑椹仁 9g,女贞子 9g

蜈蚣 2 条,巴戟天 9g,锁阳 9g,炒续断 6g

淫羊藿 9g,僵蚕 6g,珍珠母 24g,双钩藤 9g

炒怀牛膝 9g

7剂。

1977年6月2日。六诊。

症象仿佛。守原加减。

减:珍珠母,双钩藤。

加:鹿衔草 9g,鸡血藤 4.5g。

1977年6月9日。七诊。

患者日来鼻塞咳痰,昨日下午发热达 39℃,今晨 38℃,肢凉,口干,两餐未进食。右下肢不能动弹。苔白腻,舌尖起刺,脉濡弦而数。此为感染湿邪之过,姑以轻清宣上。

冬桑叶 6g,牛蒡子 9g,大贝母 9g,薄荷 4.5g

金银花 4.5g,淡黄芩 6g,蒲公英 9g,青蒿 9g

苦桔梗 9g,紫菀 9g,蒸百部 3g,炙款冬花 4.5g

◎ 医案 5

马某,女,成。安徽省立医院新医四楼神经内科 35 床。

1977年11月17日。初诊。

患者因拟诊多发性脑动脉硬化,视力障碍明显,腰部束带感,两肢麻木。拟从肝肾论治。

大熟地 4.5g,甘枸杞 9g,女贞子 9g,五味子 6g

桑椹仁 9g,决明子 9g,千里光 9g,夜明砂 9g

密蒙花 9g,谷精草 9g,鹿衔草 9g,鸡血藤 15g

7剂。

1977年11月24日。二诊。

前从肝肾论治之后,视力略有恢复,两下肢发麻好转,但两膝仍麻,行走乏力,脉濡弦。守原加减。

减:鹿衔草,鸡血藤。

加:怀牛膝 9g,薤仁 6g。

7剂。

1977年12月1日。三诊。

下肢已不麻,行动亦较有力,唯有视力仍模糊如在雾中,口干。脉濡弦。仍守原意出入治。

(补)12月8日视力由 0.2 曾进到 0.3,但仍有烟雾感。下肢行走已有力,唯有右下肢略差,脉濡弦,守原意。

大熟地 12g,玄参 6g,麦冬 9g,甘枸杞 9g

石斛 9g,淡肉苁蓉 9g,巴戟天 9g,女贞子 9g

锁阳 9g,炒怀牛膝 9g,谷精草 9g,千里光 9g

夜明砂 9g

7 剂。

1977 年 12 月 15 日。四诊。

右目视力由 0.3 达 0.4。下肢运动有力,但有时麻木,上腹部有束带感,脉濡弦。守原加减。

大熟地 6g,甘枸杞 9g,女贞子 9g,谷精草 9g

淡肉苁蓉 9g,巴戟天 9g,锁阳 9g,炒续断 9g

炙金毛脊 6g,炒怀牛膝 9g,鹿衔草 9g,鸡血藤 15g

十大功劳 12g

7 剂。

1977 年 12 月 22 日。五诊。

两目视力均达 0.4。下肢运动有力,但有时麻木。上腹部有束带感如前。脉濡弦。守原加减。

大熟地 4.5g,女贞子 4.5g,桑椹仁 9g,谷精草 9g

当归 9g,炒川芎 3g,桑寄生 9g,沙苑子 12g

炒小茴香 1.2g,炒延胡索 4.5g,北细辛 3g,炒怀牛膝 9g

肉桂 4.5g

7 剂。

1977 年 12 月 29 日。六诊。

右目视力已达 0.5,上腹部束带感如前。俯首时觉颈强,牵引两肩。诸症向安,守原加减。

加:炙狗脊 12g,炒续断 9g,葛根 3g,威灵仙 9g,郁李仁 6g,玄明粉 4.5g。

减:炒小茴香,炒延胡索,北细辛,炒怀牛膝。

1978 年 1 月 5 日。七诊。

低头时颈强牵引两肩略缓,上腹部束带感较前轻,余证如前。守原加减。

大熟地 4.5g,女贞子 9g,桑寄生 9g,威灵仙 9g

桑椹仁 9g,千里光 9g,鹿衔草 9g,鸡血藤 15

羌活 6g,葛根 4.5g,郁李仁 9g,火麻仁 6g

玄明粉 4.5g

7 剂。

1978 年 1 月 12 日。八诊。

低头颈项牵引两肩渐轻,上腹部束带感略松,视力与前仿佛,唯有下雨天及下午略差,脉濡弦。守原加减。

减:桑寄生,威灵仙。

加:何首乌 12g,北五味子 3g。

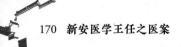

7剂。

1978年1月19日。九诊。

两下肢走路乏力,但仍麻木,上肢束带感如前,视力仍在0.4～0.5之间,便结转较润,脉沉濡而弦。仍守原意出入(今日出院带药)。

何首乌12g,大熟地12g,桑椹仁9g,女贞子9g

淡肉苁蓉9g,巴戟天9g,炙金毛脊9g,炒续断9g

鹿衔草9g,鸡血藤15g,郁李仁9g,玄明粉4.5g

制豨莶草9g

7剂。

◎ 医案6

蔡某,女,成。安徽省立医院新四病区神经内科32床。

1977年12月22日。初诊。

患者因拟诊为多发性硬化,于本月7日入院。刻则四肢仍感麻木,下肢瘫痪,不能动弹,不知疼痛,肌肤发紫发凉,颈强头昏,目视不清,胸以下发麻,二便失控,不能自解,食欲不振。脉弦。经旨:营气不行则不仁,卫气不行则不用,拟予和谐营卫为治。

绵黄芪4.5g,全当归9g,川桂枝4.5g,炒白芍6g

干地龙9g,红花4.5g,鹿衔草9g,鸡血藤15g

锁阳9g,炒续断5g,炙金毛狗脊9g,炒怀牛膝9g

覆盆子9g,金樱子15g

7剂。

1977年12月29日。二诊。

药后病情如故,唯食欲更差,饥则思呕,饱则脘胀,大便须开塞露始解,脉濡弦,舌边有齿痕。此则胃阳发展太过,守原变通。

减:鹿衔草,鸡血藤,炒续断,金毛狗脊,覆盆子。

加:法半夏4.5g,全瓜蒌9g,黄连1.8g,制川厚朴4.5g,炒谷芽12g。

1978年1月5日。三诊。

食欲较启,饥则思呕好转,唯食后仍胀,大便仍用开塞露解,小便失控,下肢截瘫如故。脉濡弦。守原加减。

鸡内金9g,玄明粉4.5g,锁阳9g,炒续断6g

郁李仁6g,巴戟天9g,炙金毛狗脊9g,炒怀牛膝9g

淡肉苁蓉9g,川厚朴花3g,制香附9g,金樱子4.5g

7剂。

1978年1月12日。四诊。

患者感冒3日,发热不解,食欲尚可,小溲略可控制,下肢体截瘫依然,感觉稍有恢复。脉濡弦。

减:锁阳,炒续断,淡肉苁蓉,巴戟天。

加:金银花 3g,蒲公英 4.5g,淡黄芩 6g,青蒿 9g。

1978 年 1 月 19 日。五诊。

低热未净,食欲欠香,脘腹觉胀,目视不清,二便如前,下肢截瘫如前,唯有足趾略能活动。脉濡弦。守原加减。

佩兰 9g,炒白薇 6g,炒怀牛膝 9g,炒谷芽 3g

鸡内金 9g,砂仁 4.5g,炙金毛脊 9g,女贞子 6g

青蒿 9g,桑甚仁 9g,桑寄生 9g,淫羊藿 15g

金樱子 9g

7 剂。

1978 年 1 月 26 日。六诊。

低热已微,T 37.2℃,食欲较启,下肢略能活动,唯脘腹仍胀,四肢作麻,目视未清,二便如前,脉濡如弦。守原加减。

减:佩兰,炒谷芽,鸡内金,砂仁。

加:制香附 9g,制川厚朴 7.5g,鹿衔草 9g,鸡血藤 4.5g。

7 剂。

1978 年 2 月 2 日。七诊。

低热已退,唯上唇、两手臂及右腋下疱疹睡觉灼疼。食欲尚可,纳后仍胀,目视欠清,四肢发麻如前。两下肢能伸不能屈,小溲已能控制,大便有感觉,但须用开塞露始解。脉濡弦。守原加减。

紫花地丁 9g,蒲公英 9g,粉丹皮 6g,大青叶 6g

鸡内金 9g,砂仁 4.5g,制香附 12g,锁阳 12g

制金毛狗脊 9g,炒怀牛膝 12g,淫羊藿 6g,桑寄生 15g

制川厚朴 4.5g

7 剂。

1978 年 2 月 16 日。八诊。

两手臂及右腋下疱疹灼痛好转。四肢发麻略轻,两下肢稍能伸缩,唯食后脘腹仍胀,目视欠清如前,小溲有急迫感,大便仍须用开塞露始解。脉濡弦。守原加减。

鸡内金 10g,砂仁 4.5g,制川厚朴 4.5g,炒香附 10g

淡肉苁蓉 10g,柏子仁 10g,冬葵子 12g,瓜蒌仁 10g

炙金毛狗脊 10g,炒怀牛膝 10g,淫羊藿 10g,桑寄生 10g

锁阳 10g

7 剂。

1978 年 2 月 23 日。九诊。

食后1小时左右脘腹仍胀。小溲略能控制,大便仍须用开塞露始解,约3~4日一行。四肢发麻略轻,下肢已能伸缩。脉濡弦。守原加减。

减:柏子仁,冬葵子,瓜蒌仁。

加:郁李仁10g,玄明粉4.5g,台乌药4.5g。

1978年3月2日。

药后脘腹作胀较轻,便结较利,但仍须用开塞露始解,小溲略能伸缩如前,四肢作麻,视力模糊,依然如故。脉濡弦。守原变通。

锁阳10g,淫羊藿10g,台乌药4.5g,淡肉苁蓉10g

桑寄生10g,制川厚朴4.5g

7剂。

◎ **医案7**

钟某。1978年12月7日。复诊。

患者拟诊为多发性硬化,右眼球后视神经炎,眶上神经痛等,于11月3日入院,治疗后已好转,右侧头痛及面部发麻消失,唯左目已失明,左侧瞳孔扩大,失明前曾有歧视现象。脉濡弦。拟从肝肾论治。

何首乌12g,大熟地12g,山萸肉9g,北五味子3g

蕤仁6g,桑椹仁9g,甘枸杞9g,女贞子9g

千里光9g,夜明砂9g,望明砂9g,谷精草9g

决明子6g,白头翁9g,秦皮6g,炒黄柏4.5g

煨诃子4.5g

7剂。

【按】王任之曰:白头翁治手指微颤。本草文献谓其临风则静,无风则摇,为治疗肝经血分内风要药。

◎ **医案8**

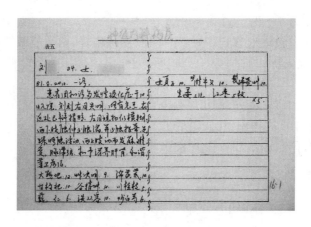

刘某,24 岁,女。

1981 年 8 月 20 日。一诊。

患者因拟诊多发性硬化症,于 10 日入院,刻则右目失明,略有光感,在近处已辨指形,左目视物仍模糊,两下肢能伸不能缩,并不能抬举,足踝略能活动,两上肢动而发麻难受。脉濡弦。拟予滋养肝肾,和谐营卫为治。

大熟地 12g,甘枸杞 10g,薏仁 6g,女贞子 10g

石决明 9g,谷精草 10g,淡肉苁蓉 10g,炒怀牛膝 10g

绵黄芪 10g,川桂枝 5g,炒白芍 6g,制豨莶草 10g

生姜 3 片,红枣 5 枚

5 剂。

肌萎缩侧索硬化症

◎ 医案 1

陈某,男,成。31 床。

1976 年 7 月 29 日。初诊。

患者因拟诊肌萎缩侧索硬化症,于 17 日入院。刻右手仍乏力,言语不清,进食须用汤水徐徐而下,颈项发硬,舌肌萎缩,起伏不平,略有颤动,脉濡弦。此喑痱之渐,拟予地黄饮子出入。

干地黄 12g,玄参 10g,麦冬 6g,葛根 15g

石斛 10g,淡肉苁蓉 10g,巴戟天 10g,双钩藤 10g

白附子 1.2g,远志肉 6g,羌活 3g,石菖蒲 6g

黄芪 10g,当归 10g

7 剂。

1976 年 8 月 5 日。复诊。

自觉口干好转,余症仿佛,无明显变化。守原加减。

减:羌活,双钩藤。

加:左秦艽 4.5g,制豨莶草 9g。

1976 年 8 月 12 日。复诊。

言语略清,进食较利,舌面起伏不平稍有好转,卧下颈不觉硬,唯左手仍感乏力,脉濡弦。守原加减。

生地 15g,玄参 6g,淡肉苁蓉 9g,全当归 9g

巴戟天 9g,炙远志 3g,石菖蒲 3g,葛根 15g

秦艽 4.5g,制豨莶草 9g,黄芪 9g,鸡血藤 15g

◎ 医案 2

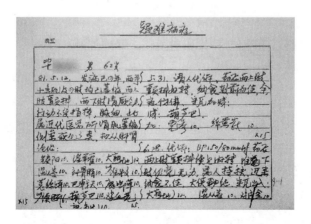

詹某,男,23 岁。安徽省立医院神经内科 5 床。

1981 年 8 月 20 日。一诊。

患者因拟诊肌萎缩侧索硬化症,于 7 月 17 日入院,治疗后吞咽困难有改善,已不需鼻饲。唯进食需缓缓咽下,饮水仍发呛。言语较清,但仍声低。舌肌萎缩明显,四肢乏力,活动尚可,肌肉略呈萎缩。脉濡弦。脾脉系舌本,肾脉循喉咙,舌肌萎缩,声音嘶哑,当与脾肾论证,但饮水发呛,吞咽困难,又与瘀阻会厌不无关系。治姑先以会厌为主,然后徐图脾肾。

桃仁 12g,红花 4g,苦桔梗 9g,甘草 3g

生地黄 12g,玄参 6g,当归 10g,炒白芍 6g

炙柴胡 4.5g,炒陈枳壳 4.5g,炙远志肉 6g,石菖蒲 3g

木蝴蝶 3g

5 剂。

◎ 医案 3

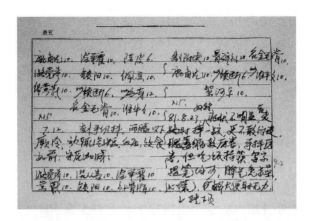

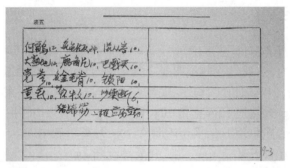

毕某,男,62 岁。

1981 年 5 月 12 日。

发病已 4 年,两手小鱼际肌肉及四肢肌肉均已萎缩,两上肢颤抖,两下肢清厥乏力,行动不受指挥。脉细。此属近代医学所谓肌萎缩侧索硬化之类,拟从肝肾论治。

锁阳 10g,淡肉苁蓉 10g,菟丝饼 10g,炒续断 6g

淫羊藿 10g,补骨脂 10g,巴戟天 10g,葫芦巴 10g

大熟地 12g,炒怀牛膝 10g,鹿衔草 10g,鸡血藤 15g

鹿角片 10g

15 剂。

1981 年 5 月 31 日。

请人代诉,药后两上肢颤抖好转,纳食较前为佳,余症仿佛。守原加减。

减:葫芦巴。

加:党参 10g,绵黄芪 10g。

15 剂。

1981 年 6 月 28 日。

代诉:血压 150/80mmHg,药后两上肢颤抖续见好转,唯下肢仍觉无力,需人持扶,近来纳食不佳,大便秘结。守原出入。

大熟地 12g,鹿角片 10g,潞党参 10g,绵黄芪 10g

淡肉苁蓉 10g,淫羊藿 10g,锁阳 10g,炒续断 6g

鸡内金 10g,陈皮 6g,佩兰 10g,炒谷芽 12g

炙金毛狗脊 10g,怀牛膝 10g

15 剂。

1981 年 7 月 12 日。

刻手仍抖,两膝以下厥冷,动辄气短,血压、饮食如前。守原加减。

潞党参 10g,黄芪 10g,制附片 10g,鹿角片 10g

淡肉苁蓉 10g,锁阳 10g,骨碎补 10g,炒续断 6g

淫羊藿 10g,补骨脂 10g,炙金毛狗脊 10g,炒怀牛膝 10g

紫河车 10g

15 剂。

1981 年 8 月 23 日。

好转。(原有)症状(表现)不明显。曾走路时摔一跤,更不敢行走,腿萎缩较厉害,手抖厉害,但吃饭持筷、写字、提笔均可,脾气急躁,心慌,解大便时无力。

何首乌 12g,大熟地 12g,党参 10g,黄芪 10g

炙龟板 24g,鹿角片 10g,炙金毛狗脊 10g,炒怀牛膝 10g

淡肉苁蓉 10g,巴戟天 10g,锁阳 10g,炒续断 6g

猪蹄筋 2 根(煎汤,煎药)

【按】猪蹄筋 2 根(煎汤,煎药):即将猪蹄筋 2 根先煎煮取汁,用汤汁煎药。

急性脊髓炎

◎ 医案

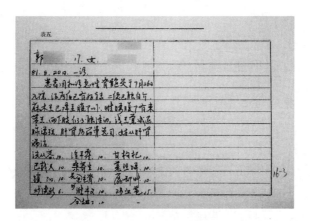

郭某,女,17 岁。安徽省立医院神经内科 21 床。

1981 年 8 月 20 日。一诊。

患者因拟诊急性脊髓炎于 7 月 26 日入院,治疗后已有好转,二便已能自解,麻木感已降至腹部以下,唯腰腹部有束带感,两下肢仍不能活动,浅感觉减退。脉濡弦,肝肾为筋骨总司,姑从肝肾论治。

淡肉苁蓉 10g,巴戟天 10g,锁阳 10g,炒续断 6g

淫羊藿 10g,桑寄生 10g,炙金毛狗脊 10g,炒怀牛膝 10g

甘枸杞 10g,菟丝饼 10g,鹿衔草 10g,鸡血藤 15g

金樱子 15g

吉兰 - 巴雷综合征

◎ 医案

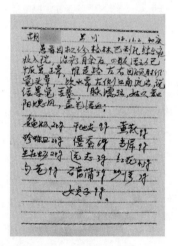

胡某,男,成。安徽省立医院神经内科 40 床。

1978 年 11 月 2 日。

患者拟诊吉兰 - 巴雷综合征收入院,治疗月余后,四肢活动已恢复正常,唯走路左右回顾时仍觉头晕,饮水常从左侧口角流出,说话略觉舌謇。脉濡弦。姑以和阳息风,益气活血。

炙龟板 24g,珍珠母 24g,生牡蛎 24g,钩藤 9g

干地龙 9g,僵蚕 6g,远志 3g,石菖蒲 3g

黄芪 9g,当归 9g,红花 4.5g,炒川芎 3g

女贞子 9g

瘿病

◎ 医案 1

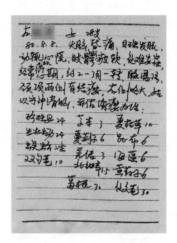

左某,女,28 岁。

1980 年 8 月 8 日。

头脑昏痛,目珠发胀,动辄心慌,肢骸疲软,夜难安寐。经常愆期,约 2 ~ 3 月一转。脉濡弦。颈项两侧有结瘰,左侧略大。姑以宁神清脑,并佐消瘿为治。

珍珠母 24g,生牡蛎 24g,蜈蚣 2 条,双钩藤 10g

藁本 3g,蔓荆子 6g,羌活 3g,北细辛 1.5g

夏枯草 10g,昆布 6g,海藻 6g,黄药子 6g

葛根 30g,首乌藤 30g

◎ 医案 2

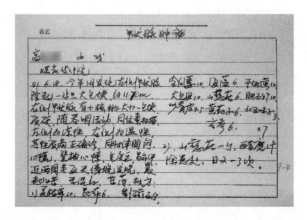

高某,女,成。煤炭设计院。

1981 年 6 月 28 日。

今年 3 月发现左侧甲状腺隆起一鸡蛋大包块,约 11.7cm,右侧甲状腺有小核桃大小一包块,质硬,随吞咽活动。同位素扫描,左侧的为凉性,右侧为温性,其性质尚未确诊。同时伴胸闷,心慌,登楼心悸,气短,易出汗。近两周来每天傍晚发烧,晨起口苦。舌淡红,苔薄。拟方。

夏枯草 10g,全瓜蒌 10g,大贝母 10g,炒青皮 4.5g

昆布 6g,海藻 6g,山慈菇 6g,黄药子 6g

制磁石 18g,干地黄 12g,肥玉竹 10g,北五味子 3g

玄参 6g

7 剂。

另:山慈菇 1 个,醋磨汁涂患处,日 2 ～ 3 次。

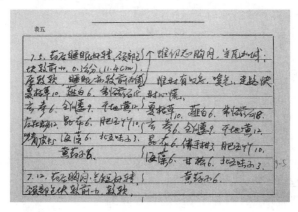

1981 年 7 月 5 日。

药后睡眠好转,颈部包块较前小 0.3cm(11.4cm),质较软,睡眠亦较前为佳,唯仍感胸闷。守原加减。

夏枯草 10g,玄参 6g,左牡蛎 12g,炒青皮 4.5g

薤白 6g,全瓜蒌 9g,昆布 6g,海藻 6g

制磁石 18g,干地黄 12g,肥玉竹 10g,北五味子 3g

黄药子 6g

1981 年 7 月 12 日。

药后胸闷、气短好转,颈部包块较前小,较软,唯时有叹息,嗳气,走路快时心慌。

夏枯草 10g,玄参 6g,昆布 6g,海藻 6g

薤白 6g,全瓜蒌 9g,佛手柑 3g,甘松 6g

制磁石 18g,干地黄 12g,肥玉竹 10g,北五味子 3g

黄药子 6g

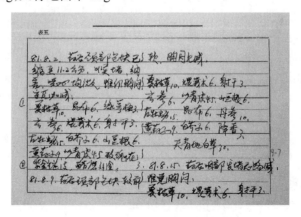

1981 年 7 月 19 日。复诊。

药后颈部包块较前小,胸闷、气短略减,心慌好转,唯咽部发堵。

夏枯草 10g,玄参 6g,左牡蛎 15g,黄药子 9g

昆布 6g,海藻 6g,煨莪术 6g,炒青皮 4.5g

绿萼梅 3g,玫瑰花 3g,佛手柑 3g,甘松 6g

天青地白草(又名委陵菜)30g

【按】天青地白草,又名委陵菜,蔷薇科委陵菜属的多年生草本。味苦,性平。可祛风湿,解毒。王老指出:天青地白草对消肿块有显效。

1981 年 7 月 26 日。

症情仿佛,心慌、胸闷好转,唯觉喉堵,恶心,纳差。守原加减。

夏枯草 10g,玄参 6g,左牡蛎 15g,黄药子 9g

昆布 9g,煨莪术 6g,白芥子 6g,炒青皮 4.5g

绿萼梅 3g,射干 3g,山豆根 6g,玫瑰花 3g

代赭石 12g,天青地白草 30g

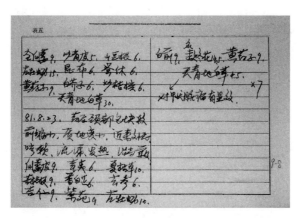

1981 年 8 月 2 日。

药后颈部包块已缩至 11.2cm, 喉堵、纳差、恶心均微, 唯仍胸闷。守原加减。

夏枯草 10g, 玄参 6g, 左牡蛎 15g, 黄药子 9g

昆布 6g, 煨莪术 6g, 白芥子 6g, 炒青皮 4.5g

绿萼梅 3g, 射干 3g, 山豆根 6g, 玫瑰花 3g

另: 紫金锭 1 支, 醋磨外涂。

1981 年 8 月 9 日。

药后颈部包块较前软, 胸闷见减。

夏枯草 10g, 玄参 6g, 左牡蛎 15g, 黄药子 9g

煨莪术 6g, 炒青皮 4.5g, 昆布 6g, 白芥子 6g

射干 3g, 山豆根 6g, 丹参 10g, 降香 3g

天青地白草 30g

1981 年 8 月 15 日。

药后咽部发堵感略减, 唯觉胸闷。

夏枯草 10g, 全瓜蒌 9g, 左牡蛎 15g, 黄药子 9g

煨莪术 6g, 炒青皮 5g, 昆布 6g, 白芥子 6g

射干 3g, 山豆根 6g, 重楼 6g, 炒橘核 6g

天青地白草 30g

1981 年 8 月 23 日。

药后颈部包块较前缩小, 质地变小, 近来外感, 咳嗽, 流涕, 发热。治当兼及。

瓜蒌皮 9g, 苦桔梗 9g, 杏仁 9g, 白前 9g

辛夷 6g, 香白芷 6g, 紫菀 9g, 炙款冬花 4.5g

夏枯草 10g, 玄参 6g, 左牡蛎 10g, 黄药子 9g

天青地白草 45g

7 剂。

1981 年 9 月 7 日。

颈部硬块减小,质软,咽部堵感已微,唯近又恶心欲呕。守原加减。

夏枯草 10g,玄参 6g,左牡蛎 15g,黄药子 9g

昆布 6g,海藻 6g,佛手柑 3g,甘松 6g

法半夏 4.5g,淡干姜 2.5g,黄连 1.5g,炒陈枳壳 4.5g

天青地白草 30g

7 剂。

1981 年 9 月 13 日。

颈部硬块减小质软,吃干饭仍咽部觉堵,恶心欲吐已好。

夏枯草 10g,玄参 6g,左牡蛎 10g,黄药子 9g

昆布 6g,海藻 6g,射干 3g,山豆根 6g

法半夏 4.5g,全瓜蒌 9g,炒陈枳壳 4.5g,姜汁炒竹茹 6g

天青地白草 30g

7 剂。

甲状腺功能减退症

◎ 医案

白某,男,成。

1981 年 2 月 22 日。

甲状腺功能减退,病史已 6 年,基础代谢 −30kJ/(m²·h),历时 5 年,刻心动过缓,51 次 /min,记忆力减退,怕冷,无力,面目微浮,大便日行一次,有时干燥。血压 148/96mmHg。心电图提示窦性心动过缓,电轴稍偏,T 波变化。

何首乌 12g,大熟地 12g,潞党参 10g,绵黄芪 10g

淫羊藿 10g,淡肉苁蓉 10g,巴戟天 10g,补骨脂 10g

鹿角片 10g,炙龟板 24g,制附片 9g,甜心桂 3g

7 剂。

1981 年 3 月 8 日。

药后,血压已经正常,余证仿佛。

潞党参 10g,绵黄芪 10g,大熟地 12g,甘枸杞 10g

淫羊藿 10g,补骨脂 10g,巴戟天 10g,胡芦巴 10g

淡肉苁蓉 10g,锁阳 10g,制附片 9g,甜心桂 3g

北五味子 3g

1981 年 3 月 15 日。

药后心跳 57 次 /min,背部发热,大便干结。舌胖,略淡,苔薄。守原出入。

潞党参 10g,绵黄芪 10g,大熟地 12g,甘枸杞 10g

淫羊藿 10g,补骨脂 10g,巴戟天 10g,胡芦巴 10g

败酱草 15g,紫草 15g,麦冬 6g,北五味子 3g

1981 年 3 月 22 日。

昨日血压 130/90mmHg,心跳依然缓慢,约 51 次 /min,活动后疲劳感较前好转,舌胖,边有齿印。

潞党参 10g,绵黄芪 10g,何首乌 12g,大熟地 12g

淫羊藿 10g,仙茅 6g,补骨脂 10g,巴戟天 10g

紫草 15g,败酱草 15g,鹿角片 10g,炙龟板 24g

【按】王老经验,"紫草、败酱草配对可以提高心率"。《神农本草经》谓紫草"主心腹邪气,五疸,补中益气",新安医家汪绂(1692—1759)《医林纂要》云紫草可"补心,舒肝,散瘀,活血"。败酱草提高心率取其活血行瘀的功效。

1981 年 3 月 29 日。

心跳略增,68 次 /min,昨日又减慢。余证向安。守原加减。

潞党参 10g,绵黄芪 10g,何首乌 12g,大熟地 12g

淫羊藿 10g,补骨脂 10g,巴戟天 10g,胡芦巴 10g

炙龟板 24g,鹿角片 10g,紫草 24g,败酱草 24g

北五味子 3g

1981 年 4 月 5 日。

药后精神较佳,怕冷好转,自觉有力,心率维持在原水平,眠差。血压 126/90mmHg。

减:北五味子。

加:菟丝子 10g。

1981 年 4 月 12 日。

近查血常规白细胞计数 5.0×10^9/L,血红蛋白 115g/L,心率 64 次 /min,怕冷感已无,饮食如常,大便干燥。

潞党参 10g,绵黄芪 10g,何首乌 12g,大熟地 12g

淫羊藿 10g,补骨脂 10g,巴戟天 10g,胡芦巴 10g

紫草 30g,败酱草 30g,墨旱莲 10g,女贞子 10g

北五味子 3g

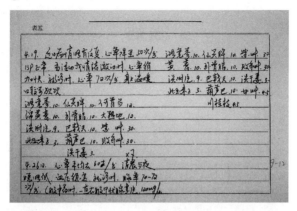

1981 年 4 月 19 日。

近日病情略有反复,心率降至 50 次 /min,血压正常,当活动或情绪激动时,心率稍加快,就诊时,心率 72 次 /min,身上温暖,口较前欲饮。

潞党参 10g,绵黄芪 10g,淡附片 9g,北五味子 3g

淫羊藿 10g,补骨脂 10g,巴戟天 10g,胡芦巴 10g

何首乌 12g,大熟地 12g,紫草 30g,败酱草 30g

淡干姜 3g

1981 年 4 月 26 日。

心率平均在 60 次 /min,清晨与夜晚略低,血压稳定,就诊时,脉率 70 ～ 72 次 /min(服中药时,一直在服甲状腺素片,每天 120mg)。

潞党参 10g,绵黄芪 10g,淡附片 9g,北五味子 3g

淫羊藿 10g,补骨脂 10g,巴戟天 10g,胡芦巴 10g

紫草 30g,败酱草 30g,淡干姜 3g,甘草 4.5g

川桂枝 4.5g

癌病

◎ 医案 1

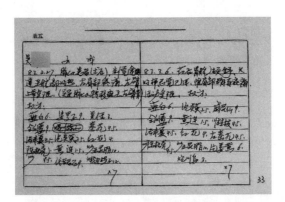

万某,女,成。

1982 年 6 月 27 日。

胸闷,气急,走路尤甚,半月余。不咳嗽,无痰,饮食正常。X 线片示右上肺癌伴炎症,姑以清肃为治。

海蛤粉 10g,青黛(包)3g,甜百合 10g,北五味子 3g

鱼腥草 12g,全瓜蒌 9g,重楼 6g,生薏苡仁 15g

玉苏子 6g,甜葶苈子 6g,白英 15g,半枝莲 15g

杏香兔耳风 15g

7 剂。

【按】杏香兔耳风,为菊科兔耳风属植物杏香兔耳风的全草,味苦、辛,性平。具有清热解毒、消积散结、止咳、止血的功能。

◎ 医案 2

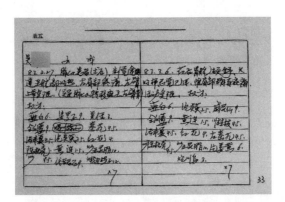

吴某,女,成。

1983 年 2 月 27 日。初诊。

肺癌术后,刻觉食道至脘部灼热,左肩部疼痛,左臂上举受限。疑肺癌转移至左臂骨。拟方。

薤白 6g,全瓜蒌 9g,法半夏 4.5g,炒陈枳壳 4.5g

娑罗子 9g,煅瓦楞子 12g,泡吴茱萸 2.5g,黄连 1.5g

羌活 3g,秦艽 4.5g,红花 4g,炒五灵脂 10g

代赭石 9g,煅瓦楞子 12g

7 剂。

1983 年 3 月 6 日。

药后胃脘顿舒,火灼样感觉已弭,唯肩部稍有疼痛,活动受限。拟方。

薤白 6g,全瓜蒌 9g,法半夏 4.5g,炒陈枳壳 4.5g

泡吴茱萸 2.5g,黄连 1.5g,红花 4g,炒五灵脂 10g

威灵仙 9g,川桂枝 4.5g,左秦艽 4.5g,片姜黄 6g

炮川乌 3g

7 剂。

1983 年 3 月 13 日。

处方。

娑罗子 6g,煅瓦楞子 12g,泡吴茱萸 2.5g,黄连 1.5g

威灵仙 10g,秦艽 4.5g,桑枝 10g,片姜黄 6g

炮川乌 3g,制乳没(各)9g,骨碎补 10g,炒续断 6g

仙茅 6g,石楠叶 10g

7 剂。

1983 年 3 月 20 日。

胃脘火灼样疼痛,胀痛,腰俞酸痛,大便燥结。

薤白 6g,全瓜蒌 9g,法半夏 4.5g,炒陈枳壳 4.5g

淡吴茱萸 2.5g, 黄连 1.5g, 九香虫 4.5g, 炒五灵脂 10g

炮川乌 3g, 制乳没(各)9g, 炙金毛狗脊 10g, 炒续断 6g

决明子 12g, 玄明粉 4g

7 剂。

1983 年 3 月 27 日。

药后大便正常, 两上肢可向后伸, 亦可向上抬起, 但不能过高, 唯胃脘仍有轻微疼痛。拟方。

薤白 6g, 全瓜蒌 9g, 法半夏 4.5g, 炒陈枳壳 4.5g

泡吴茱萸 2.5g, 黄连 1.5g, 佛手柑 3g, 九香虫 4.5g

炮川乌 3g, 制乳没(各)9g, 炙金毛狗脊 10g, 炒续断 6g

桑寄生 10g, 怀牛膝 10g

7 剂。

【按】影印件"金毛脊", 即金毛狗脊,《本草便读》称金毛脊。《本草纲目》记载:"狗脊有二种, 一种根黑色, 如狗脊骨;一种有金黄毛, 如狗形, 皆可入药。"王老处方不用黑狗脊。金毛狗脊于肝肾虚而有风寒湿邪痹着关节者, 最为相宜。

1983 年 4 月 10 日。

药后两上肢活动自如, 但不能上举过高, 腰酸痛好转, 胃脘灼痛。拟方。

薤白 6g, 全瓜蒌 9g, 法半夏 4.5g, 炒陈枳壳 4.5g

泡吴茱萸 2.5g, 黄连 1.5g, 九香虫 4.5g, 炒五灵脂 10g

炮川乌 3g, 制乳没(各)9g, 炙金毛狗脊 10g, 炒怀牛膝 10g

嫩桑枝 12g, 片姜黄 6g

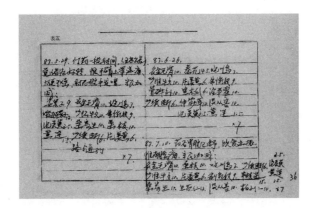

1983 年 5 月 29 日。

停药一段时间(王老出差),觉诸症好转,唯手臂上举疼痛,大便干燥,时感脘中发嘈。守原加减。

娑罗子 9g,煅瓦楞子 12g,泡吴茱萸 2.5g,黄连 1.5g

炙金毛狗脊 10g,炒怀牛膝 10g,桑寄生 10g,炒续断 6g

炮川乌 3g,制乳没(各)9g,桑枝 10g,片姜黄 6g

路路通 8 个

7 剂。

【按】停药一段时间(王老出差):患者向王任之先生解释"停药一段时间"的原因,是由于王老出差所致。

1983 年 6 月 26 日。

炙金毛狗脊 10g,炒怀牛膝 10g,骨碎补 10g,炒续断 6g

秦艽 4.5g,片姜黄 6g,宣木瓜 6g,伸筋草 10g

炮川乌 3g,制乳没(各)9g,淫羊藿 10g,淡肉苁蓉 10g

泡吴茱萸 2.5g,黄连 1.5g

7 剂。

1983 年 7 月 10 日。

药后胃脘已舒,饮食亦振,唯尚腰痛。守原加减。

炙金毛狗脊 10g,炒怀牛膝 10g,桑寄生 10g,桑枝 10g,

片姜黄 6g,生薏苡仁 12g,炮川乌 3g,制乳没(各)9g,

淡肉苁蓉 10g,炒续断 6g,半枝莲 15g,柏子仁 10g

泡吴茱萸 2.5g,黄连 1.5g

7 剂。

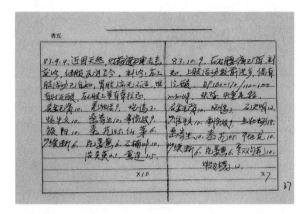

1983 年 9 月 4 日。

近因天热,未来就诊,继服原方至今。刻诊:左上肢活动已自如,胃脘亦无不适,唯有时反酸,左上肢上举有牵拉感。

炙金毛狗脊 10g,怀牛膝 10g,锁阳 10g,炒续断 6g

羌独活(各)9g,桑寄生 10g,秦艽 4.5g,片姜黄 6g

炮川乌 3g,制乳没(各)9g,仙茅 6g,石楠叶 10g

淡吴茱萸 2.5g,黄连 1.5g

10 剂。

1983 年 10 月 9 日。

药后腰痛已弭,刻感,上肢活动较前进步,偶有反酸,血压:(160 ～ 170)/(100 ～ 110)mmHg,头昏,头重足轻。

炙金毛狗脊 10g,炒怀牛膝 10g,桑寄生 10g,炒续断 6g

炮川乌 3g,制乳没(各)9g,秦艽 4.5g,片姜黄 6g

石决明 12g,生牡蛎 18g,干地龙 10g,双钩藤(后下)10g

煅瓦楞子 12g

7 剂。

1983 年 11 月 13 日。

日来唯感血压偏高,因天气寒冷,腰痛又明显。

炙金毛狗脊 10g,怀牛膝 10g,桑寄生 10g,炒续断 6g

淫羊藿 10g,仙茅 6g,秦艽 4.5g,片姜黄 6g

夏枯草 10g,制豨莶草 10g,干地龙 10g,双钩藤(后下)10g

煅瓦楞子 12g

7 剂。

◎ 医案 3

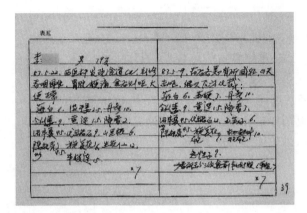

李某,男,79 岁。

1983 年 5 月 22 日。

西医检查发现食管癌。刻诊吞咽困难,胃脘梗痛,食后则呕,大便正常。

薤白 6g,全瓜蒌 9g,法半夏 4.5g,炒陈枳壳 4.5g

淡干姜 2.5g,黄连 1.5g,代赭石 9g,旋覆花 6g

丹参 10g,降香 2g,山豆根 6g,生薏苡仁 12g

半枝莲 15g

7 剂。

1983 年 5 月 29 日。

药后各感有所减轻,4 天未呕。继以原方化裁。

薤白 6g,全瓜蒌 9g,法半夏 4.5g,炒陈枳壳 4.5g

苏梗 3g,黄连 1.5g,代赭石 12g,旋覆花(布包)9g

丹参 10g,降香 3g,玉苏子 6g,枇杷叶(去毛、布包)10g

7 剂。

另:急性子(炒香,研末),每日 9g,分 3 次,食前半小时服(单服)。

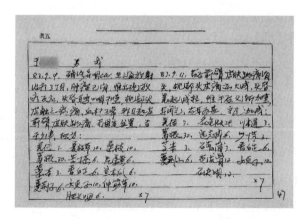

1983 年 6 月 5 日。

药后呕吐已弭,唯觉食道灼热难受,咽食受限,声嘶。医嘱忌糖类及生冷。

薤白 6g,全瓜蒌 9g,法半夏 4.5g,炒陈枳壳 4.5g

法半夏 2.5g,黄连 1.5g,代赭石 6g,旋覆花(布包)9g

苏梗 3g,制川厚朴 4g,煅瓦楞子 12g,二青竹茹 6g

急性子 9g,炒香研末,分三次食前服。

7 剂。

◎ 医案 4

于某,男,成。

1983 年 9 月 4 日。

　　确诊鼻咽癌,在上海放射治疗 3 个月,肿瘤已消,唯出现放疗反应,头昏耳鸣,口咽干燥,枕部头皮触之疼痛,血检正常,昨日起左前臂皮肤跳痛,无固定位置,舌干少津。拟方。

　　羌活 3g,葛根 30g,藁本 3g,蔓荆子 6g

　　夏枯草 10g,苦丁茶 6g,香白芷 6g,女贞子 10g

桑枝 10g,片姜黄 6g,宣木瓜 6g,伸筋草 10g

肥知母 6g

7 剂。

1983 年 9 月 11 日。

药后前臂皮肤跳痛消失,枕部头皮痛亦大减,头昏晨起减轻,唯午后又渐加重,耳闭气,右耳为甚。守原加减。

羌活 3g,葛根 30g,藁本 3g,蔓荆子 6g

炙龟板 24g,远志肉 6g,石菖蒲 3g,花龙骨 12g

川木通 3g,炒川芎 3g,香白芷 6g,女贞子 10g

石决明 12g

7 剂。

红斑狼疮

◎ 医案

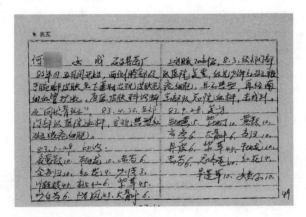

何某,女,成。石台县茶厂

1983 年 5 月 29 日。初诊。

1982 年 4—5 月间开始,两侧胯部及手腕部皮肤在下垂时,出现皮肤毛细血管扩张。安徽省立医院皮肤科诊断为"网状青斑"。1983 年 4 月 30 日,在安徽省祁门县某部队医院血检,发现典型红斑狼疮细胞。

炙黄芪 10g,全当归 10g,川桂枝 4.5g,炒白芍 6g

干地龙 10g,红花 4g,桃仁 6g,防风 4.5g

赤芍 6g,炒川芎 3g,紫草 4.5g,大青叶 6g

70 剂。

1983 年 9 月 28 日。复诊。

上方服 70 剂后,8 月 3 日经祁门部队医院复查,仅见少许红斑狼疮细胞,且不典型,再经南京部队总院血检,未找到。

生地黄 15g,玄参 6g,丹皮 6g,赤芍 6g

紫花地丁 10g,大青叶 6g,紫草 4.5g,忍冬藤 10g

黄芪 10g,当归 10g,干地龙 10g,红花 4g

旱莲草 10g,女贞子 10g

肺性脑病

◎ 医案

孙某,女,60 岁,合工大电子计算机系教师宿舍。

1978 年 3 月 30 日。一诊。

患者原有肺心病,脑动脉硬化,因肺部感染而致慢性脑缺氧,老年性痴呆,于 24 日入院。现神志仍朦胧不清,表情呆滞,二便不能自理,有时喉中有声,脉弦滑。内风夹痰,蒙蔽机窍。姑以和阳息风,化痰宣肺为治。

羌活 3g,炙远志 3g,生牡蛎(先煎)24g,天竺黄 4.5g

当归 9g,葛根 4.5g,干地龙 12g,钩藤 9g

珍珠母 24g,五灵脂 9g,广郁金 6g,石菖蒲 3g

陈胆南星 4.5g

7 剂。

1978 年 4 月 6 日。二诊。

表情略灵活,能回答问话,但有时又不合作,例如不愿伸舌之类,食欲尚可,二便仍不能自理。脉濡弦。守原加减。

减:广郁金,天竺黄。

加:法半夏 4.5g,二青竹茹 6g。

7 剂。

1978 年 4 月 13 日。三诊。

神志较清,表情灵活,能回答问话,亦较合作,唯仍心烦,循衣摸床,二便仍不自觉,脉濡弦。守原加减。

羌活 3g,葛根 15g,当归 9g,炒五灵脂 9g

制远志 3g,石菖蒲 3g,青礞石 3g,陈胆南星 4.5g

丹参 9g,甘松 3g,甘草 4.5g,小麦 15g

大枣 5 个

7 剂。

1978 年 4 月 20 日。四诊。

心烦略安,不断循衣摸床亦减少,唯二便仍不自解,常遗在床。守原出入。

减:丹参,甘松,青礞石。

加:炙龟板 24g,生龙骨 12g,天竺黄 4.5g。

7 剂。

1978 年 4 月 27 日。五诊。

表情较前灵活,回答问题清楚,解二便前已有所感觉,但有时仍有幼稚表现,或口不应心现象。

羌活 3g,葛根 15g,钩藤 9g,当归 9g

炙龟板 24g,炙远志 3g,石菖蒲 3g,生龙骨 12g

川郁金 6g,天竺黄 6g,甘草 4.5g,小麦 15g

大枣 5 个

7 剂。

1978 年 5 月 9 日。六诊。

近来神志清楚,大小便能自解,但分辨不清欲排尿或欲排便。能下床行走,唯有右下肢乏力,坐起费劲。守原出入。

羌活 3g,葛根 4.5g,当归 9g,炒五灵脂 9g

广郁金 6g,石菖蒲 6g,甘草 5g,小麦 4.5g

炙金毛狗脊 9g,怀牛膝 9g,菟丝子 9g,炒续断 9g

大枣 5 个

1978 年 6 月 2 日。七诊。

神志清楚,二便正常,已能行走,烧饭,唯食欲欠香,下肢仍感欠力(自己骑自行车从家中来门诊就诊)。脉濡弦。

羌活 3g,葛根 18g,当归 9g,炒五灵脂 9g

川郁金 9g,石菖蒲 3g,炙金毛狗脊 9g,炒怀牛膝 9g

菟丝子 9g,炒续断 9g,鸡内金 9g,炒麦芽 9g

补骨脂 9g

郁证

◎ 医案 1

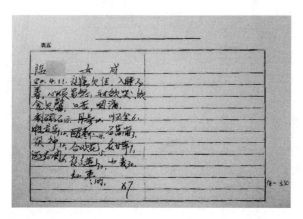

陈某,女,成。

1982 年 4 月 11 日。

夜寐欠佳,入睡不着,心烦易怒,时欲哭,饮食欠馨,口苦,咽痛。

制磁石 18g,煅龙齿 12g,茯神 12g,远志 6g

丹参 10g,酸枣仁 18g,合欢花 15g,首乌藤 30g

川郁金 6g,石菖蒲 3g,炙甘草 9g,小麦 30g

红枣 10 个

7 剂。

◎ 医案 2

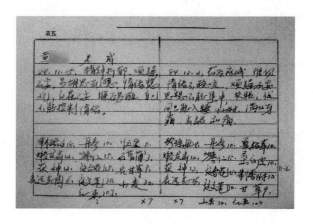

黄某,男,成。

1984 年 11 月 25 日。

精神抑郁,烦躁不安,易胡思乱想,情绪悲观,夜寐不安,睡后易醒,自己不能控制情绪。

制磁石 18g,煅龙齿 12g,茯神 12g,炙远志 6g

丹参 10g,炒酸枣仁 15g,夜合花 15g,首乌藤 30g

川郁金 6g,石菖蒲 3g,炙甘草 9g,小麦 30g

红枣 10 个

7 剂。

1984 年 12 月 2 日。

药后症减,唯仍情绪不稳定,烦躁不安,思想不能集中,头胀,夜间只能入睡 4 小时,满口牙痛,齿龈亦痛。

珍珠母 24g,煅龙齿 12g,茯神 12g,炙远志 6g

丹参 10g,炒酸枣仁 15g,夜合花 15g,首乌藤 30g

夏枯草 10g,桑白皮 10g,制香附 10g,甘草 9g

小麦 30g,红枣 10 个

7 剂。

神经官能症

◎ 医案 1

李某,女,成。安徽省立医院五楼神经内科 41 床。

1976 年 1 月 29 日。初诊。

患者拟诊神经官能症,目前不思饮食,四肢痿弱,乏力,自觉口干,大便难解,表情较淡漠,并有无故自笑现象。脉濡缓。姑以调养为治。

绵黄芪 12g,全当归 9g,甘草 6g,小麦 15g

南沙参 9g,麦冬 6g,石斛 9g,佩兰 9g

鸡内金 9g,陈皮 6g,蒲公英 12g,炒谷芽 12g

红枣 5 枚

1976 年 2 月 6 日。二诊。

药后便难已利,口干略润,余症如前。守原加减。

减:南沙参,麦冬,石斛,佩兰。

加:干地龙 9g,红花 4.5g,秦艽 4.5g,制豨莶草 9g。

1976年2月12日。三诊。

药后口干较润,略能进食,唯四肢仍痿弱无力,表情淡漠,无故哭笑如前,日来午后且有乱说现象。脉濡缓。守原变通。

鸡内金 9g,陈皮 6g,佩兰 9g,炒谷芽 12g

绵黄芪 9g,全当归 9g,甘草 6g,小麦 15g

川郁金 6g,石菖蒲 6g,炙远志 3g,天竺黄 4.5g

红枣 5 枚

1976年2月19日。四诊。

患者口干见润,略能进食,无故哭笑已少,唯表情仍淡漠,四肢无力如前,小溲仍有失禁现象。脉濡缓。守原加减。

减:鸡内金,陈皮,佩兰,炒谷芽,天竺黄。

加:煅龙骨 12g,煅牡蛎 12g,覆盆子 9g,金樱子 15g,益智仁 9g。

1976年2月26日。五诊。

食欲已启,无故哭笑已少,唯表情仍淡漠,四肢无力,小溲自遗如故,脉濡缓。守原加减。

黄芪 12g,当归 9g,甘草 6g,小麦 15g

川郁金 4.5g,石菖蒲 3g,炙远志 3g,陈胆南星 3g,

煅龙骨 12g,煅牡蛎 12g,覆盆子 9g,金樱子 15g

益智仁 9g,红枣 5 枚

1976年3月4日。六诊。

患者进食尚好,午后乱说较少,小溲有时能自主,唯四肢仍萎软乏力,发抖,脉濡缓。守原加减。

减:甘草,小麦,红枣。

加:珍珠母 24g,双钩藤 6g。

1976年3月14日。七诊。

患者进食尚可,但舌不知味,午后乱说减少,夜卧亦较安静,唯表情淡漠。大小便有时能控制。四肢仍萎弱乏力,发抖。脉濡弦。守原加减。

煅龙骨 12g,煅牡蛎 12g,覆盆子 9g,金樱子 15g

川郁金 4.5g,石菖蒲 3g,炙远志 3g,天竺黄 4.5g

绵黄芪 12g,全当归 9g,菟丝子 9g,炒续断 6g

珍珠母 24g

1976年3月18日。八诊。

患者近日进食减少,余症如前。守原加减。

减:煅龙骨、煅牡蛎,珍珠母。

加:鸡内金 9g,砂仁 4.5g,佩兰 9g,玄明粉 3g。

1976年3月24日。九诊。

食欲略启,表情淡漠与前仿佛,但反应略快,四肢仍萎弱无力,动即发抖,脉濡缓。守原加减。

川郁金 4.5g,石菖蒲 3g,炙远志 3g,天竺黄 4.5g

黄芪 9g,当归 9g,鸡内金 9g,炒谷芽 12g

珍珠母 24g,双钩藤 9g,桑寄生 9g,炒续断 6g

制豨莶草 9g

1976 年 4 月 1 日。十诊。

症象仿佛,无明显改善,守原加减。

减:远志肉,天竺黄,豨莶草。

加:炙龟板 24g,鳖甲 4.5g,左牡蛎 7.5g。

1976 年 4 月 8 日。十一诊。

食欲见启,舌能知其味,表情淡漠较前好转,反应亦较快,唯四肢仍痿弱无力,动即颤抖。脉濡缓。仍守原意以治。

川郁金 4.5g,石菖蒲 3g,炙远志 3g,天竺黄 4.5g

黄芪 9g,当归 9g,鸡内金 9g,炒谷芽 12g

珍珠母 24g,双钩藤 9g,桑寄生 9g,炒续断 6g

制豨莶草 9g

【按】根据王师医语,学生团队整理学习体会如下。

神经官能症是一种高级神经活动异常引起自主神经系统功能紊乱,进一步引起一系列相对特殊症状的多系统疾病。本案当属于中医学"郁证"的范畴,郁证主要是指由于情志不舒、气机郁滞所致,而以心情抑郁、情绪不宁、胸部满闷、胁肋胀痛,或易怒易哭,或咽中如有异物梗阻等为主要临床表现的一类病症。其中心脾两虚是临床上郁证患者中最常见的中医证候之一。心脾是郁证的重要病位,常常影响饮食和睡眠,而这两者也往往是患者比较关注的问题。心脾两脏在生理与病理上密切联系。中医学认为,心主血、藏神,心为君主之官、五脏之大主、精神之所舍,主宰人的七情五志,调节人的精神意识活动。《灵枢·本神》云:"心藏脉,脉舍神。"可见,血液是正常神志活动的物质基础。而关于血液的来源,在《灵枢·决气》中提到"中焦受气取汁,变化而赤,是谓血",其中"中焦"即"脾胃","气"即"心气",而"变化"即心气的气化作用。中医理论认为,脾主运化、主输布、统血,为气血生化之源,而心主血,两者共同参与血液的生成和运行。《素问·阴阳应象大论》云:"人有五脏,化五气,以生喜怒悲忧恐。"即"五脏主五志"之说。《医门法律》中又云:"五志惟心所使",而脾藏意,在志为思,"思出于心,而脾应之"。由此可见,心脾两脏功能的正常发挥在人体正常情志活动中的重要性。隋代巢元方在《诸病源候论·气病诸候·结气候》中提到:"结气病者,忧思所生也。心有所存,神有所止,气留而不行,故结于内。"其中结气病即郁证,可见"思则气结"是郁证发生的重要病机。心主血,脾统血,脾胃又为后天本,气血生化之源,五脏六腑之气血阴阳都有赖于脾的运化,情志内伤、思虑过度,都可使脾胃受损,运化失司,水谷精微不能输布全身,同时心脾肺相关,中焦脾气不足,则心气肺气无以为充,影响人体气血津液的正常运化,最后导致人体气血亏虚、精神失养而发为郁证。王氏治疗此病,从调养心脾入手,佐以疏肝安神之法,随症加减。故治疗上多运用益气补脾,养血安神之品,如绵黄芪、红枣、全当归,石菖蒲、炙远志宁心安神,陈皮、佩兰理气醒脾,使补而不滞;兼有阴虚内热者加南沙参、石斛、秦艽等滋阴清热,食欲不强者加炒谷芽、鸡内金等健脾胃、消食积,神志不守者予以煅龙骨、炙远志、益智仁等镇心安神益智。王氏临证用药,辨证加减,疗效持久,且方便安全,所治患者无不钦佩。

◎ 医案 2

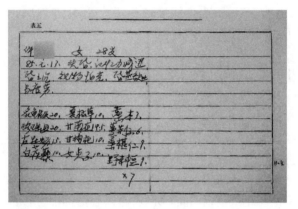

许某,女,28 岁。

1985 年 1 月 13 日。

头昏,记忆力减退,昏昏沉沉,视物怕光,昏甚欲吐,易疲劳。

炙龟板 20g,珍珠母 20g,左牡蛎 15g,白蒺藜 10g

夏枯草 10g,甘菊花 4.5g,甘枸杞 10g,女贞子 10g

藁本 3g,蔓荆子 6g,桑椹仁 9g,野料豆 9g

7 剂。

◎ 医案 3

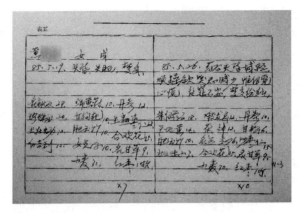

黄某,女,成。

1985 年 5 月 19 日。

头昏,失眠,梦多。

炙龟板 24g,珍珠母 20g,生牡蛎 10g,白蒺藜 10g

绵黄芪 10g,甘枸杞 10g,肥玉竹 10g,女贞子 10g

丹参 12g,生熟酸枣仁(各)12g,合欢花 15g,炙甘草 9g

小麦 30g,红枣 1 枚

7 剂。

1985 年 5 月 26 日。

药后头昏减轻,烦躁欲哭感减少,唯仍觉心慌,夜寐不安,梦多纷纭。

制磁石 18g,干地黄 12g,肥玉竹 10g,北五味子 3g

煅龙齿 12g,茯神 12g,炙远志 6g,合欢花 15g

丹参 10g,甘松 6g,炒酸枣仁 15g,炙甘草 9g

小麦 30g,红枣 10 个

10 剂。

自主神经功能紊乱

◎ 医案

余某,男,成。

1980 年 11 月 30 日。

西医拟诊"自主神经功能紊乱",本月 28 日晚发病一次。发时心慌、头晕、耳鸣、手脚发麻、咽间觉堵、呼吸困难；发后头昏、疲劳、记忆力减退。

炙龟板 24g，远志肉 6g，石菖蒲 3g，花龙骨 10g

绵黄芪 10g，甘枸杞 10g，肥玉竹 10g，女贞子 10g

羌活 3g，葛根 30g，当归 10g，炒五灵脂 10g

甘松 6g

1981 年 1 月 11 日。

心慌，心律快慢不整，汗多夜间尤甚，走路气短，胸闷，背部酸冷，眠差，腹胀，纳少。

潞党参 10g，淡附片 9g，麦冬 6g，北五味子 3g

绵黄芪 10g，煅牡蛎 12g，麻黄根 3g，浮小麦 30g

远志肉 6g，合欢皮 15g，炙甘草 9g，红枣 10 枚

甘松 6g

1981 年 1 月 25 日。

上星期晚又发作一次，但发作间隔延长，症状亦减轻，唯仍窦性心动过缓。

潞党参 10g，淡附片 10g，麦冬 6g，北五味子 3g

绵黄芪 10g，浮小麦 30g，远志肉 6g，合欢皮 15g

紫草 12g，败酱草 12g，炙甘草 9g，川桂枝 4.5g

红枣 10 个

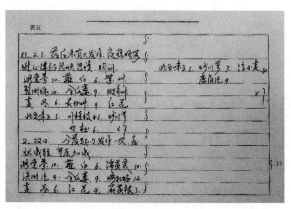

1981 年 2 月 1 日。

药后未有大发作，夜寐略安，唯心律仍忽快忽慢，胸闷。

潞党参 10g，制附片 10g，麦冬 6g，北五味子 3g

薤白 6g，全瓜蒌 9g，炙甘草 9g，川桂枝 4.5g

紫草 12g，败酱草 12g，红花 4g，炒川芎 3g

甘松 6g

7 剂。

1981 年 2 月 22 日。

今晨起小发作一次,症状减轻。守原加减。

潞党参 10g,制附片 9g,麦冬 6g,北五味子 3g

薤白 6g,全瓜蒌 9g,红花 4g,炒川芎 3g

绵黄芪 10g,煅牡蛎 12g,麻黄根 3g,浮小麦 30g

鹿角片 9g

7 剂。

精神分裂症

◎ 医案

胡某,女,35 岁。

1984 年 2 月 19 日。

西医拟诊:神经官能症。头昏、耳鸣、心慌,易惊恐,夜寐多梦,均为噩梦,怕冷,哭笑无常,总是担心。因患精神分裂症长期服多虑平(多塞平)、硝基安定(硝西泮)。发病前曾有精神受刺激,经期症状加重,手颤抖,手足发麻。

制磁石 18g,煅龙齿 12g,茯神 12g,远志肉 6g

丹参 10g,炒酸枣仁 18g,合欢皮 15g,首乌藤 30g

川郁金 6g,石菖蒲 3g,甘草 9g,小麦 30g

红枣 10 枚

7 剂。

1984 年 2 月 26 日。

药后神经症状减轻,唯夜寐差,仍需服一片硝基安定(硝西泮)。胃脘不适,如饥饿感,但不欲食,胸闷胀满,下肢无力。拟方。

丹参 10g,炒酸枣仁 18g,合欢花 15g,首乌藤 30g

川郁金 6g,石菖蒲 3g,炙甘草 9g,小麦 30g

鸡内金 10g,炒谷芽 12g,佛手柑 3g,甘松 6g

红枣 10 枚

7 剂。

【按】原件红枣缺剂量。王润指出:"根据王任之先生用药习惯,红枣多用 10 枚。抄方学习的那个年代,药店和市场都是小红枣,没有现在市场上可以买到新疆大红枣,所以红枣用到 10 枚。"

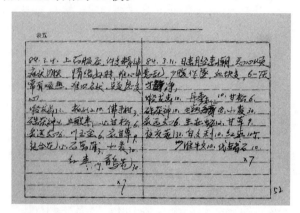

1984 年 3 月 4 日。

上药服后,许多精神症状消失,情绪好转,唯心中常有烦热,难以名状,疑虑多心。

煅龙齿 12g,朱茯神 12g,炙远志 6g,合欢花 15g

柏子仁 10g,生酸枣仁 15g,川郁金 6g,石菖蒲 3g

佛手柑 3g,甘松 6g,炙甘草 9g,小麦 30g

红枣 10 枚,首乌藤 30g

7 剂。

【按】原文"红枣 10 个",当为"红枣 10 枚",径改。

1984 年 3 月 11 日。

日来月经来潮,感心烦意乱,少腹作坠,血块多,6 ~ 7 天方净。

煅龙齿 10g,朱茯神 10g,炙远志 6g,首乌藤 30g

丹参 10g,生熟谷芽(各)18g,生牡蛎 12g,白蒺藜 10g

甘松 6g,小麦 30g,甘草 9g,红枣 10 个,

炒怀牛膝 10g,代赭石 10g

7 剂。

肥胖症

◎ 医案

陈某,女,成。

1982 年 6 月 20 日。

1 个月之内,体重增加 15kg,各项化验均正常。纳谷佳,眠少,原有高血压病史,形体肥胖。拟方。

绵茵陈 18g,桑寄生 10g,何首乌 12g,炒怀牛膝 10g

葛根 30g,生山楂 15g,茶树根 15g,陈大麦 10g

昆布 6g,海藻 6g,补骨脂 9g,炒续断 6g

10 剂。

农药中毒后遗症

◎ 医案

汪某,女,成。

1982 年 12 月 26 日。

于今年 8 月份曾自服农药中毒,经抢救脱险。7 天后出现足趾麻木,乏力,可行走,但双腿站立时不稳、易跌倒,双手指无力。自述腰酸,两下肢痛,腿肚亦痛。足趾头不能活动,双手拇指活动不限,不怕冷。

大熟地 12g,制附片 9g,鹿角霜 9g,炒怀牛膝 10g

淡肉苁蓉 10g,锁阳 10g,淫羊藿 10g,桑寄生 10g

补骨脂 9g,巴戟天 9g,菟丝饼 10g,炒续断 6g

宣木瓜 6g

15 剂。

外科

骨性关节炎

◎ 医案

陈某,女,成。

1980 年 9 月 28 日。

1975 年 9 月曾跌倒过,半年后,发现左腿关节僵硬,不能伸直,约屈曲 150°～160°;疲乏,行走不便;X 线片示关节面有一直径约 2cm 的游离体,髌骨骨刺。北京协和医院拟诊:骨性关节炎,髌骨软化,腘后韧带粘连。经按摩治疗一段时间后,略有好转,现改服中药。现症:两腿活动不便,左腿较右腿为甚,发凉,怕冷,不能屈伸,腰部时痛。拟方。

大熟地 12g,制附片 9g,鹿角片 9g,炒怀牛膝 10g

独活 6g,桑寄生 10g,淫羊藿 10g,淡肉苁蓉 10g

炮川乌 3g,制乳没(各)9g,海桐皮 9g,络石藤 10g

炒续断 6g

10 剂。

1980 年 11 月 9 日。

药后腰腿已不痛,腿亦能伸直,唯仍无力、发凉。血压:180/110mmHg。

淡肉苁蓉 10g,巴戟天 10g,鹿角霜 9g,炒怀牛膝 10g

独活 6g,桑寄生 10g,骨碎补 10g,土鳖虫 6g

炮川乌 3g,制乳没(各)9g,锁阳 10g,炒续断 6g

鸡血藤 15g

10 剂。

1980 年 1 月 8 日。

证象仿佛。守原出入。

淡肉苁蓉 10g,巴戟天 10g,锁阳 10g,炒续断 6g

独活 6g,桑寄生 10g,宣木瓜 6g,炒怀牛膝 10g

炮川乌 9g,制乳没(各)9g,海桐皮 10g,络石藤 10g

红花 4g,炒五灵脂 10g

1980 年 3 月 15 日。

药后疼痛大减,活动较便,腿亦较前有力,唯腓肠肌有时紧张感,腘窝部有筋掣感,微痛不适。守原加减。

淡肉苁蓉 10g,巴戟天 10g,锁阳 10g,炒续断 6g

独活 6g,桑寄生 10g,宣木瓜 6g,生薏苡仁 15g

炮川乌 3g,制乳没(各)9g,干地龙 9g,炒怀牛膝 10g

鸡血藤 15g

1980 年 5 月 31 日。

近症状大有好转,两腿已可平放,患肢较前能抬高,但伸直仍困难,腿较有力,不麻。守原出入。

锁阳 10g,淡肉苁蓉 10g,菟丝饼 10g,炒续断 6g

淫羊藿 10g,桑寄生 10g,炙金毛狗脊 10g,炒怀牛膝 10g

补骨脂 10g,巴戟天 10g,骨碎补 10g,石楠叶 10g

十大功劳 10g

1980 年 6 月 7 日。

余证仿佛,血压偏高。守原出入。

炙金毛狗脊 10g,炒怀牛膝 10g,桑寄生 10g,炒续断 6g

淫羊藿 9g,仙茅 6g,补骨脂 9g,骨碎补 9g

珍珠母 24g,生牡蛎 24g,干地龙 10g,双钩藤(后下)10g

鸡血藤 15g

1980 年 7 月 19 日。

近觉症状大有好转,走路较有力,已不痛,唯血压偏高(具体不详)。拟方。

炙金毛狗脊 10g,怀牛膝 10g,骨碎补 10g,炒续断 6g

淫羊藿 10g,仙茅 6g,补骨脂 9g,巴戟天 9g

珍珠母 24g,生牡蛎 24g,干地龙 10g,双钩藤 10g

石楠叶 9g

7 剂。

颈椎病

◎ 医案 1

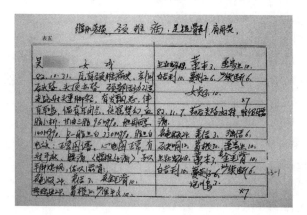

吴某,女,成。

1982 年 10 月 31 日。

原有颈椎病史,刻则后头昏,头顶亦昏,颈部活动不适,走路时头重脚轻,有发飘感,伴有耳鸣,偶有耳闭气,夜寐梦幻。血脂分析:甘油三酯 1.08mmol/L,胆固醇 3.62mmol/L,β- 脂蛋白 330mg%。脂蛋白电泳:正常图谱。心电图正常。有时手麻,腰痛(腰椎处痛)。予以平肝息风,佐以滋肾。

炙龟板 24g,珍珠母 24g,生牡蛎 18g,白蒺藜 10g

羌活 3g,葛根 30g,藁本 3g,蔓荆子 6g

炙金毛狗脊 10g,炒怀牛膝 10g,桑寄生 10g,炒续断 6g

女贞子 10g

7 剂。

【按】医案中血脂分析为旧制:甘油三酯 96mg/dl=1.08mmol/L,胆固醇 140mg/dl=3.62mmol/L。

1982 年 11 月 7 日。

药后头昏好转,唯仍腰痛。

炙龟板 24g,石决明 12g,生牡蛎 18g,白蒺藜 10g

羌活 3g,葛根 30g,藁本 3g,蔓荆子 6g

独活 6g,桑寄生 10g,炙金毛狗脊 10g,炒续断 6g

炮川乌 3g

7 剂。

◎ 医案 2

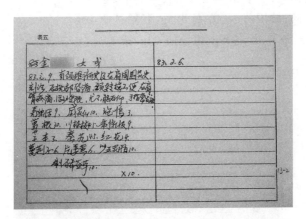

金某,女,成。

1983 年 1 月 9 日。

有颈椎病史及右肩关节周围炎史。刻诊后枕部昏痛,颈转摇不便,右肩臂疼痛,活动受限,尤不能后仰,手指常发麻。

羌独活(各)9g,葛根 30g,藁本 3g,蔓荆子 6g

威灵仙 10g,川桂枝 4.5g,秦艽 4.5g,片姜黄 6g

炮川乌 3g,制乳没(各)9g,红花 4g,炒五灵脂 10g

制豨莶草 10g

10 剂。

◎ **医案 3**

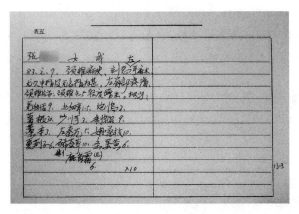

张某,女,成。

1983 年 1 月 9 日。

颈椎病史,刻感左手麻木,尤以中指及无名指为甚,左肩部疼痛,颈椎片示:颈椎 L4 ~ L5 轻度增生。拟方。

羌独活(各)9g,葛根 30g,藁本 3g,蔓荆子 6g

北细辛 1.5g,炒川芎 3g,左秦艽 5g,制豨莶草 10g

炮川乌 3g,制乳没(各)9g,嫩桑枝 10g,条姜黄 6g

鹿角霜 6g

10 剂。

◎ **医案 4**

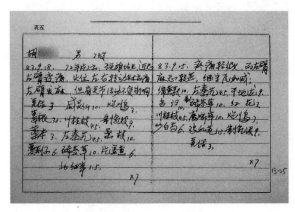

胡某,男,74 岁。

1983 年 9 月 18 日。

1972 年片示:颈椎增生。近感左臂酸痛,头位左右转动时亦痛,左臂发麻,但肩关节活动不受影响。

羌活 3g,葛根 30g,藁本 3g,蔓荆子 6g

威灵仙 10g,川桂枝 4.5g,左秦艽 4.5g,制豨莶草 10g

炮川乌 3g,制乳没(各)9g,桑枝 10g,片姜黄 6g

北细辛 1.5g

7 剂。

1983 年 9 月 25 日。

疼痛轻微,而左臂麻感较甚。继守原加减。

绵黄芪 10g,当归 10g,川桂枝 4.5g,炒白芍 6g

左秦艽 4.5g,制豨莶草 10g,鹿衔草 10g,鸡血藤 15g

干地龙 9g,红花 3g,炮川乌 3g,制乳没(各)9g

羌活 3g

7 剂。

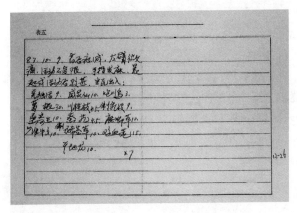

1983 年 10 月 9 日。

药后症减,左臂微痛,活动不受限,手指发麻,晨起或活动后较甚。守原出入。

羌独活(各)9g,葛根 30g,桑寄生 10g,炒怀牛膝 10g

威灵仙 10g,川桂枝 4.5g,秦艽 4.5g,制豨莶草 10g

炮川乌 3g,制乳没(各)9g,鹿衔草 10g,鸡血藤 15g

干地龙 10g

7 剂。

脑外伤

◎ 医案

赵某,女,成。

1981 年 11 月 15 日。

脑外伤史,刻走路不稳,握拳无力,肢麻,头昏,耳鸣,健忘。拟方。

羌活 3g,葛根 30g,当归 10g,炒五灵脂 10g

夏枯草 10g,制豨莶草 10g,野料豆 10g,女贞子 10g

绵黄芪 10g,甘枸杞 10g,干地龙 10g,红花 4g

珍珠母 24g

7 剂。

髌骨骨刺

◎ 医案

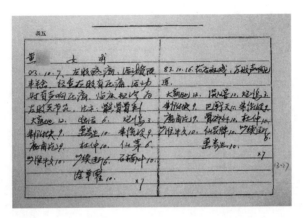

黄某,女,成。

1983 年 10 月 7 日。

左肢疼痛,活动受限,半年余,经查左肢有压痛,活动时有声响压痛,临床拟诊为左肢关节炎,片示:髌骨骨刺。

大熟地 12g,制附片 9g,鹿角片 9g,炒怀牛膝 10g

独活 6g,桑寄生 10g,杜仲 10g,炒续断 6g

炮川乌 3g,制乳没(各)9g,仙茅 6g,石楠叶 10g

淫羊藿 10g

7 剂。

1983 年 10 月 16 日。

药后症减,左肢声响已弭。

大熟地 12g,制附片 9g,鹿角片 9g,炒怀牛膝 10g

淡肉苁蓉 10g,巴戟天 10g,骨碎补 10g,淫羊藿 10g

炮川乌 3g,制乳没(各)9g,杜仲 10g,炒续断 6g

桑寄生 10g

7 剂。

足跟骨刺

◎ 医案

陆某,男,成。

1982 年 6 月 27 日。

足跟骨刺,刻感足跟部疼痛,行走不便,不可多行。

大熟地 12g,制附片 9g,鹿角霜 9g,怀牛膝 10g

补骨脂 10g,杜仲 10g,炒续断 6g,炒黄柏 4.5g

炮川乌 3g,制乳没(各)9g,鹿衔草 10g,鸡血藤 15g

炒小茴香 2.5g

7 剂。

1982 年 7 月 4 日。

药后足跟疼痛减轻。守原出入。

大熟地 12g,制附片 9g,鹿角霜 9g,炒怀牛膝 10g

补骨脂 10g,杜仲 10g,炒续断 6g,骨碎补 9g

炮川乌 3g,制乳没(各)9g,鹿衔草 10g,鸡血藤 15g

炒黄柏 4.5g

7 剂。

1982 年 7 月 11 日。

药后足跟疼痛大减,已能步履八里路,麻木感消失。守原出入。

大熟地 12g,制附片 9g,鹿角片 9g,炒怀牛膝 10g

骨碎补 10g,补骨脂 10g,杜仲 10g,炒续断 10g

炮川乌 3g,制乳没(各)9g,淡肉苁蓉 10g,淫羊藿 10g

鹿衔草 10g

7 剂。

1982 年 7 月 18 日。

药后感右侧跟部疼痛明显,左跟痛已弭,下肢轻度麻木。

大熟地 12g,制附片 9g,鹿角片 9g,炒怀牛膝 10g

补骨脂 9g,杜仲 9g,炒续断 6g,骨碎补 9g

炮川乌 3g,制乳没(各)6g,淡肉苁蓉 10g,巴戟天 10g

土鳖虫 6g

7 剂。

1982 年 7 月 25 日。

药后右跟痛续减,但久立久步仍感疼痛。

大熟地 12g,制附片 9g,鹿角片 9g,怀牛膝 10g

补骨脂 10g,胡桃肉 10g,杜仲 10g,炒续断 6g

炮川乌 3g,制乳没(各)9g,仙茅 6g,石楠叶 10g

鹿衔草 10g,鸡血藤 15g

7 剂。

1982 年 8 月 1 日。

右足任地时略痛,可行走 2 ~ 3 里路,但局部不能按压。

大熟地 12g,制附片 9g,鹿角片 9g,炒怀牛膝 10g

杜仲 10g,炒续断 6g,骨碎补 9g,补骨脂 9g

炮川乌 3g,制乳没(各)9g,鹿衔草 10g,鸡血藤 15g

仙茅 6g,淫羊藿 9g

7 剂。

【按】任地时略痛:徽州方言"任地"即接触地面。"任地时略痛"指站立位时,足底接触地面,足部有轻微疼痛;人体坐位,足部不"任地"(不接触地面),则足部不痛。

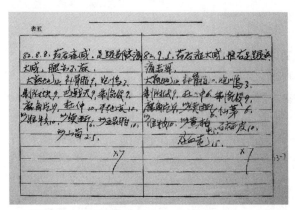

1982 年 8 月 8 日。

药后症减,足跟部疼痛大减,腿亦不麻。

大熟地 12g,制附片 9g,鹿角片 9g,炒怀牛膝 10g

补骨脂 9g,巴戟天 9g,杜仲 10g,炒续断 6g

炮川乌 3g,制乳没(各)9g,干地龙 10g,炒五灵脂 10g

炒小茴香 2.5g

7 剂。

1982 年 9 月 5 日。

药后症大减,唯右足跟病痛未弭。

大熟地 12g,制附片 9g,鹿角片 9g,炒怀牛膝 10g

补骨脂 10g,杜仲 6g,炒续断 6g,炒黄柏 4.5g

炮川乌 3g,制乳没(各)9g,仙茅 6g,石楠叶 10g

鸡血藤 15g

7 剂。

【按】王润指出:原件"石榴皮 10g"为笔误,应为"石楠叶 10g"。径改。

肩周炎

◎ 医案

徐某,男,成。

1982 年 10 月 31 日。

肩周炎。左肩关节疼痛,连及上臂肌肉亦酸痛不适,夜晚较甚,阴天加重,局部怕冷。拟予血痹论治。

绵黄芪 10g,全当归 10g,红花 4g,炒五灵脂 10g

威灵仙 10g,川桂枝 4.5g,左秦艽 4.5g,条姜黄 6g

炮川乌 3g,制乳没(各)9g,干地黄 10g,路路通 8 枚

羌活 3g

腰椎间盘突出症

◎ 医案

陈某,女,成。

1983 年 3 月 27 日。

西医拟诊:腰椎间盘突出症。刻诊右下肢沉重如裹,右手足发冷,腰酸胀,压迫右侧神经,有牵拉感。

大熟地 12g,制附片 9g,鹿角片 9g,炒怀牛膝 10g

羌独活(各)9g,桑寄生 10g,骨碎补 10g,炒续断 6g

炮川乌 3g,制乳没(各)9g,鹿衔草 10g,鸡血藤 15g

伸筋草 10g

7 剂。

1983 年 4 月 10 日。

前 3 剂药症状减轻,第 4 ~ 5 剂药后有胀感,第 6 剂药大有好转,现右足转温,抽搐亦减轻。唯膝下稍有麻木,腰背肌胀痛。

羌独活(各)9g,桑寄生 10g,骨碎补 10g,淫羊藿 10g

炙金毛狗脊 10g,炒怀牛膝 10g,杜仲 10g,炒续断 6g

炮川乌 3g,制乳没(各)9g,仙茅 6g,石楠叶 10g

鹿衔草 10g

7 剂。

颈淋巴结结核

◎ 医案

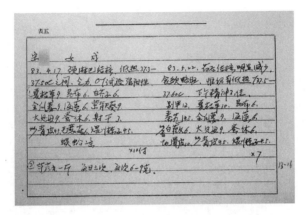

宋某,女,成。

1983 年 4 月 17 日。

颈淋巴结结核,低热 37.3 ~ 37.5℃之间,乏力。结核菌素试验:强阳性。

夏枯草 9g,全瓜蒌 9g,大贝母 9g,炒青皮 4.5g

昆布 6g,海藻 6g,重楼 6g,毛慈菇 6g

白芥子 6g,紫背天葵 9g,射干 3g,煨川楝子 4.5g

蜈蚣 2 条

10 剂。

另:芋芀丸 1 斤,每日 3 次,每次 6 ~ 9g。

【按】芋芀丸,中成药名。由香梗芋芀组成。具有消痰软坚的功效。用于痰核瘰疬。功能消痰软坚。常用量为一次 9g,一日 2 次。

1983 年 5 月 22 日。

药后颈部结核明显减小,食欲略旺,唯仍低热,T:37.5 ~ 37.6℃。下午精神不佳。

鳖甲 12g,秦艽 4.5g,炒香白薇 6g,地骨皮 10g

夏枯草 10g,全瓜蒌 9g,大贝母 9g,炒青皮 4.5g

昆布 6g,海藻 6g,重楼 6g,煨川楝子 4.5g

7 剂。

急性乳腺炎

◎ 医案

蔡某,女,成。

1983 年 3 月 27 日。

西医拟诊:急性乳腺炎。已 15 天,刻则左乳房肿痛,已化脓,左乳房上下象限触及 4cm×3cm 硬块区,触痛无波动感,无溃烂。治宜清热散结通乳。

黄连 10g,金银花 10g,蒲公英 10g,野菊花 5g

紫背天葵 9g,重楼 6g,全瓜蒌 9g,炒青皮 4.5g

娑罗子 9g,路路通 8 枚,漏芦 6g,王不留行 6g

煨川楝子 4.5g

5 剂。

另:玄明粉 30g,水调敷患乳。

腰肌劳损

◎ 医案

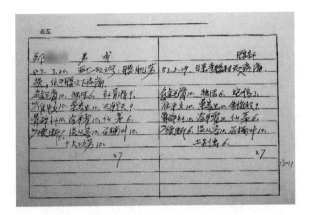

郑某,男,成。

1983 年 3 月 20 日。

西医拟诊:腰肌劳损。位于腰以下疼痛。

炙金毛狗脊 10g,炒怀牛膝 10g,骨碎补 10g,炒续断 6g

独活 6g,桑寄生 10g,淫羊藿 10g,淡肉苁蓉 10g

补骨脂 9g,巴戟天 9g,仙茅 6g,石楠叶 10g

十大功劳 10g

7 剂。

1983 年 5 月 29 日。

日来弯腰时感腰部疼痛。

炙金毛狗脊 10g,怀牛膝 10g,骨碎补 10g,炒续断 6g

独活 6g,桑寄生 10g,淫羊藿 10g,淡肉苁蓉 10g

炮川乌 3g,制乳没(各)9g,仙茅 6g,石楠叶 10g

土鳖虫 6g

7 剂。

右踝骨骨折

◎ 医案

徐某,女,成。

1983 年 1 月 9 日。

右踝骨折(裂纹)3 月余,现石膏已拆除,感患处疼痛,行走不便。

大熟地 12g,制附片 9g,鹿角片 9g,炒怀牛膝 10g

骨碎补 10g,炒续断 6g,鹿衔草 10g,鸡血藤 15g

炮川乌 3g,制乳没(各)9g,宣木瓜 6g,石楠叶 10g

土鳖虫 6g

7 剂。

左上肢静脉炎

◎ 医案

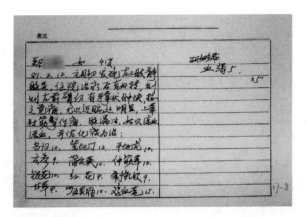

郑某,女,41 岁。

1981 年 2 月 12 日。

元月初发现左上肢静脉炎,住院治疗后有好转,刻则左前臂仍有手掌状肿块,按之觉痛,尤以近腕处明显,上举时筋掣作痛,脉濡弦。姑以凉血活血,并佐化痰为治。

当归 10g,玄参 9g,金银花 10g,甘草 4g

紫花地丁 12g,蒲公英 10g,红花 4g,炒五灵脂 10g

干地龙 10g,伸筋草 10g,制乳没(各)9g,鸡血藤 15g

血竭(研细,分吞)5g

5 剂。

痰核

◎ 医案

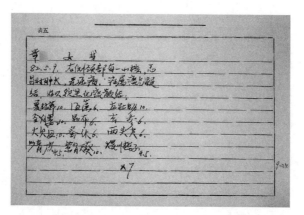

章某,女,成。

1982 年 5 月 9 日。

右侧颈部有一小核,感冒时肿大,无压痛,证属痰气凝结。治以软坚化痰散结。

夏枯草 10g,全瓜蒌 10g,大贝母 10g,炒青皮 4.5g

海藻 6g,昆布 6g,重楼 6g,紫背天葵 10g

左牡蛎 10g,玄参 6g,两头尖 6g,煨川楝子 4.5g

7 剂。

【按】两头尖:为毛茛科银莲花属植物多被银莲花的干燥根茎。味辛,性热。具祛风湿,消痈肿之功。

脂溢性脱发

◎ 医案

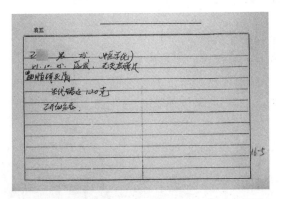

王某。男,成。安徽中医学院。

1981 年 10 月 25 日。

落发,无头皮痒及油脂样头屑。

生代赭石 120g,研细分吞。

【按】影印件缺每日剂量。王润云:王老用法,每次 5g,1 天 2 次。

扁平疣

◎ 医案

秦某,男,成。

1982 年 12 月 19 日。

面部扁平疣,时愈时发,刻诊额部散在扁平疣,色微红,瘙痒。拟方。

紫花地丁 10g,地肤子 10g,粉丹皮 6g,赤芍 6g

板蓝根 12g,大青叶 6g,白鲜皮 10g,蝉蜕 3g

川萆薢 10g,土茯苓 15g,重楼 6g,生薏苡仁 15g

7 剂。

1983 年 6 月 14 日。

紫花地丁 10g,地肤子 10g,粉丹皮 6g,赤芍 6g

板蓝根 12g,大青叶 6g,白鲜皮 10g,土茯苓 15g

重楼 6g,生薏苡仁 15g,半枝莲 15g,白花蛇舌草 15g

7 剂。

1983 年 8 月 14 日。

紫花地丁 10g,地肤子 10g,蝉蜕 3g,白鲜皮 10g

板蓝根 12g,大青叶 6g,川萆薢 10g,土茯苓 15g

重楼 6g,生薏苡仁 12g,苦参 6g,黄柏 4.5g

白花蛇舌草 15g

7 剂。

1983 年 8 月 28 日。

面部扁平疣已基本消退,唯留有色素沉着。

紫花地丁 10g,地肤子 10g,蝉蜕 3g,白鲜皮 10g

板蓝根 12g,大青叶 6g,重楼 6g,土茯苓 15g

生薏苡仁 12g,天葵子 10g,半枝莲 15g,白花蛇舌草 15g

蛇床子 6g

7 剂。

妇科

月经先期

◎ 医案 1

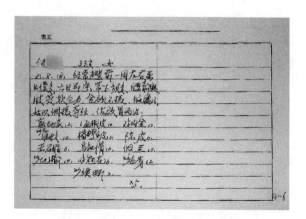

朱某,女,37 岁。

1981 年 2 月 9 日。

原来月经周期正常,近数月来月经有趱前趋势,末次月经趱前 5 日来潮,3 天即净,色艳无块,略感腰酸,余无所苦,脉濡缓。姑从调营为治。

炙柴胡 4.5g,全当归 9g,茯苓 9g,炒白芍 6g

生白术 6g,炒黄芩 4.5g,桑寄生 10g,炒续断 6g

赤石脂 6g,炒地榆 10g,炒茜草 6g,乌贼骨 10g

6 剂。

◎ 医案 2

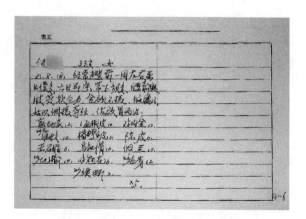

付某,女,33 岁。

1981 年 8 月 18 日。

经常趱前 1 周左右,来则量多,6 日即净。带下频多,腰俞、腿肢酸软乏力,食欲不振。脉濡弦。姑以调摄奇经,佐启胃而治。

熟地炭 12g,怀牛膝(炒炭)10g,赤石脂 6g,炒地榆 10g

海桐皮 10g,椿樗白皮 12g,乌贼骨 10g,鸡冠花 6g

鸡内金 10g,陈皮 6g,佩兰 10g,炒谷芽 12g

炒续断 6g

5 剂。

◎ 医案 3

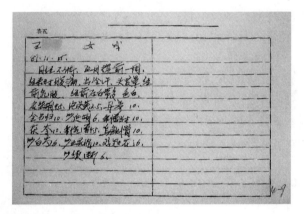

王某,女,成。

1981 年 11 月 15 日。

月经不调,每月提前 1 周,经来时腹痛,出冷汗,头发晕,经前乳胀,经前后白带多,色白。

炙柴胡 4.5g,全当归 10g,茯苓 10g,炒白芍 6g

泡吴茱萸 2.5g,炒延胡索 6g,制乳香 4.5g,炒五灵脂 10g

丹参 10g,制香附 10g,乌贼骨 10g,鸡冠花 6g

炒续断 6g

◎ 医案 4

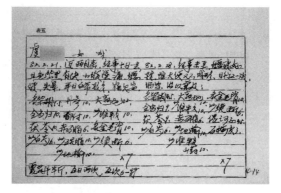

虞某,女,成。

1982 年 2 月 21 日。

近两月来,经事十日一至,且色紫黑有块,少腹坠痛,腰酸,头晕,平日白带多,寐欠安。

炙柴胡 4.5g,全当归 10g,茯苓 10g,炒白芍 6g

丹参 10g,香附 10g,赤石脂 6g,炒五灵脂 10g

大熟地 12g,炒怀牛膝 10g,制金毛狗脊 10g,炒续断 6g

炒地榆 10g

7 剂。

震灵丹 250g,每日 2 次,每次 6 ~ 9g。

1982 年 2 月 28 日。

经事来至,腰酸好转,唯大便又不成形,日行 2 ~ 3 次,肠鸣。治以兼及。

炙柴胡 4.5g,全当归 9g,茯苓 9g,炒白芍 6g

大熟地 12g,炒怀牛膝 10g,赤石脂 6g,炒地榆 10g

制金毛狗脊 10g,炒续断 6g,煨诃子 4.5g,石榴皮 3g

炒怀山药 10g

7 剂。

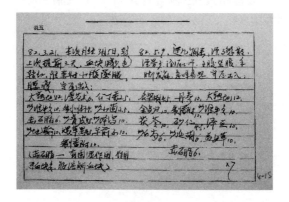

1982 年 3 月 21 日。

末次月经 3 月 5 日,较上次提前 3 天,血块减少,色转红,唯来时小腹坠胀,腰酸。守原出入。

大熟地 12g,炒怀牛膝 10g,赤石脂 6g,炒地榆 10g

漂苍术 6g,制川厚朴 4g,炒青皮 4.5g,煨草果 4.5g

公丁香 2.5g,炒小茴香 2.5g,炒泽泻 10g,车前子 10g

制香附 10g

【按】王任之老师临证医语谓:赤石脂治疗崩漏带下,用于血块多,能溶解血块,具固涩作用。

1982 年 5 月 9 日。

近几个月来,经至愆期,经量少,余沥不净,少腹坠胀,手脚发麻,急躁易怒。守原出入。

炙柴胡 4.5g,全当归 10g,茯苓 10g,炒白芍 6g

丹参 10g,制香附 10g,砂仁 4.5g,炒延胡索 6g

大熟地 12g,炒怀牛膝 10g,泽兰 10g,益母草 10g

赤石脂 6g

7 剂。

◎ 医案 5

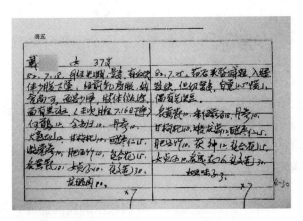

戴某,女,37 岁。

1982 年 7 月 18 日。

月经先期,量多,有血块,伴少腹下坠,经前乳房胀,纳食尚可,面容少泽,肢体微浮,面有黑斑。末次月经 7 月 16 日干净。

何首乌 12g,大熟地 12g,潞党参 10g,炙黄芪 10g

全当归 10g,甘枸杞 10g,肥玉竹 10g,女贞子 10g

丹参 10g,酸枣仁 15g,夜合花 15g,首乌藤 30g

龙眼肉 10g

7 剂。

1982 年 7 月 25 日。

药后头昏减轻,入睡较快,但仍梦多,自觉心慌,偶有气短。

炙黄芪 10g,甘枸杞 10g,肥玉竹 10g,女贞子 10g

制磁石 18g,煅龙齿 12g,茯神 12g,炙远志 6g

丹参 10g,酸枣仁 15g,夜合花 15g,首乌藤 30g

北五味子 3g

7 剂。

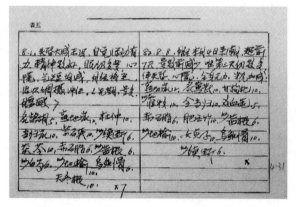

1982 年 8 月 1 日。

头昏大减未弭,自觉活动有力,精神较好,眠仍多梦,心慌气短均减,月经将至,治以调摄冲任。

(先期,量多,腰酸)

炙柴胡 5g,当归炭 10g,茯苓 10g,炒白芍 6g

熟地炭 12g,紫石英 10g,赤石脂 6g,炒地榆 10g

杜仲 10g,炒续断 6g,炒茜草 6g,乌贼骨 6g

天冬根 10g

7 剂。

【按】天冬根治疗子宫出血,是一个应用较广的民间秘方。月经将至,用天冬根以防出血量多。

1982 年 8 月 8 日。

月经本月 4 日来潮,超前 7 天,量较前减少,唯第 3 天仍较多,伴头昏,心慌,全身乏力。守原加减。

熟地炭 12g,怀牛膝(炒炭)10g,赤石脂 6g,炒地榆 10g

炙黄芪 10g,全当归 10g,肥玉竹 10g,女贞子 10g

甘枸杞 10g,鸡血藤 15g,炒茜草 6g,乌贼骨 10g

炒续断 6g

7 剂。

【按】怀牛膝(炒炭):牛膝生用长于活血祛瘀、引血下行;酒制后,能增强活血祛瘀,通经止痛作用;盐制后引药入肾,增强补肝肾、强筋骨的作用;炒炭后能入血分,可用于止血。《本草纲目》有"欲下行则生用,滋补则焙用,或酒拌蒸过用",《本草便读》有"生者破血行瘀,盐炒酒蒸熟则强筋健骨"的阐述。

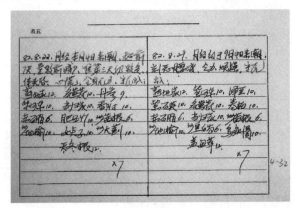

1982 年 8 月 22 日。

月经本月 4 日来潮,超前 7 天,量较前减少,唯第 3 天仍较多,伴头昏,心慌,全身无力。守原出入。

熟地炭 12g,紫河车 10g,赤石脂 6g,炒地榆 10g

炙黄芪 10g,当归炭 10g,肥玉竹 10g,女贞子 10g

丹参 9g,香附 10g,炒茜草 6g,炒大蓟 10g

天冬根 12g

7 剂。

1982 年 8 月 29 日。

月经约于 9 月 4 日来潮,刻感腰痛,乏力,烦躁。守原出入。

熟地炭 12g,紫石英 10g,赤石脂 6g,炒地榆 10g

紫河车 10g,炙黄芪 10g,当归炭 10g,炒焦白芍 6g

泽兰 10g,卷柏 10g,炒茜草 6g,乌贼骨 10g

益母草 12g

7 剂。

1982 年 9 月 5 日。

月经已于 8 月 31 日来潮,已提前 4 天,9 月 4 日经净,量较前减少,但比正常人多,头晕,心慌,有血块,经色艳,眠差,梦多,治宜益气养血,宁心滋肾。

何首乌 12g,大熟地 12g,党参 10g,炙黄芪 10g

全当归 10g,炒白芍 6g,女贞子 10g,鸡血藤 15g

炙龟板 24g,鹿角片 9g,制远志 6g,合欢花 15g

北五味子 3g

7 剂。

1982 年 9 月 12 日。

药后睡眠稍安,余无不适。

减:龟板,远志,北五味子。

加:丹参 10g,酸枣仁 15g,首乌藤 30g。

7 剂。

1982 年 9 月 19 日。

药后体力有所恢复,睡眠仍差,头昏,咽痛。守原出入。

何首乌 12g,大熟地 12g,党参 10g,炙黄芪 10g

玄参 6g,麦冬 6g,女贞子 15g,鸡血藤 30g

丹参 10g,酸枣仁 15g,合欢花 15g,首乌藤 30g

山豆根 6g

7 剂。

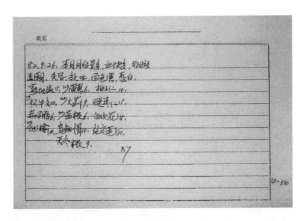

1982 年 9 月 26 日。

本月月经量多,血块多,昨日经来潮,头昏欲吐,面色黄,唇白。

熟地炭 15g,炒怀牛膝 10g,赤石脂 6g,炒地榆 10g

炒蒲黄 6g,炒大蓟 9g,炒茜草 6g,乌贼骨 10g

柏子仁 10g,酸枣仁 15g,合欢花 15g,首乌藤 30g

天冬根 9g

7 剂。

◎ 医案 6

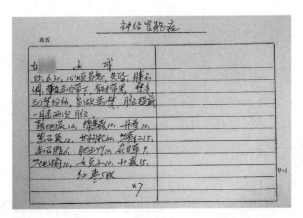

白某,女,成。

1985 年 6 月 30 日。

心烦易怒,头昏。月事不调,赤白带下,有时带黑。梦多,乱梦纷纭,易做噩梦。月经提前,一月来两次月经。有神经官能症病史。

熟地炭 12g,紫石英 10g,赤石脂 6g,炒地榆 10g

绵黄芪 10g,甘枸杞 10g,肥玉竹 10g,女贞子 10g

丹参 10g,炒酸枣仁 15g,炙甘草 9g,小麦 15g

红枣 5 枚

7 剂。

月经后期

◎ 医案 1

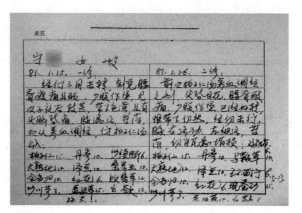

宁某,女,24 岁。

1981 年 1 月 15 日。一诊。

经停 3 月未转,刻觉腰脊酸痛且胀,少腹作坠,尤以子夜后较甚,带下色黄,且有头脑昏痛,脉濡弦,苔薄。拟从养血调经,仿柏子仁汤出入。

柏子仁 15g,大熟地 12g,全当归 10g,炒川芎 3g

丹参 10g,泽兰 10g,红花 6g,益母草 15g

炒续断 6g,桑寄生 10g,败酱草 12g,白薇 10g

晚蚕沙 15g

1981 年 1 月 26 日。二诊。

前次柏子仁汤养血调经之剂,头昏目花、腰脊酸痛、少腹作坠已经好转,唯带下仍然,经仍未行,脉右弦劲,左细弦,苔薄。仍守原意增损。

柏子仁 15g,大熟地 12g,全当归 10g,炒川芎 3g

丹参 10g,泽兰 10g,红花 6g,益母草 15g

马鞭草 10g,王不留行 6g,晚蚕沙 15g,白薇 6g

鸡冠花 6g

◎ **医案 2**

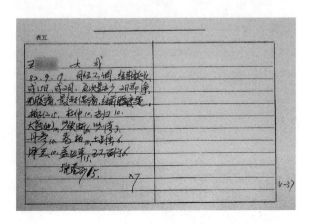

陈某,女,19 岁。

1981 年 8 月 18 日。

16 岁月经初潮,40 日一转,5 ~ 6 日净。今年 2 月至 6 月一度停经 5 个月,7 月经服中药及黄体酮后,已于 23 日至 27 日来潮,唯色暗弗艳,脉濡弦。姑以养营通经为治。

大熟地 12g,柏子仁 10g,丹参 10g,泽兰 10g

当归 10g,炒川芎 3g,卷柏 10g,益母草 15g

桑寄生 10g,炒续断 6g,红花 4g,王不留行 6g

晚蚕沙 15g

5 剂。

1981 年 8 月 25 日。二诊。

经量较减,腹坠腰酸亦轻,脉濡弦。守原加减。

减:茯苓,紫石英。

加:陈阿胶 10g,炒蒲黄 6g。

◎ **医案 3**

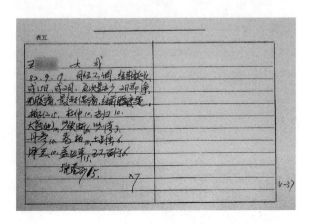

王某,女,成。

1982 年 9 月 19 日。

月经不调,经期延长,或 15 日,或 2 个月,每次量亦少,2 日即净。无腹痛,量多时偶痛,经前腰酸楚。

柏子仁 15g,大熟地 12g,丹参 10g,泽兰 10g

杜仲 10g,炒续断 6g,卷柏 10g,益母草 15g

当归 10g,炒川芎 3g,土鳖虫 6g,王不留行 6g

晚蚕沙 15g

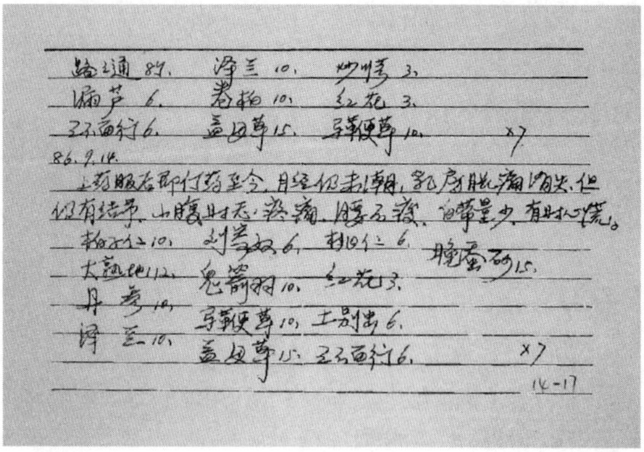

7 剂。

◎ 医案 4

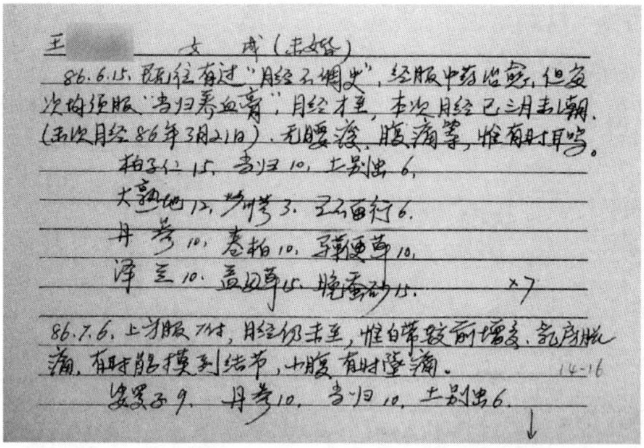

王某,女,成(未婚)。

1986 年 6 月 15 日。

既往有过"月经不调史",经服中药治愈,但每次均须服"当归养血膏",月经才至,本次月经已 3 月未潮,末次月经 1986 年 3 月 21 日。无腰酸、腹痛等,唯有时耳鸣。

柏子仁 15g,大熟地 12g,丹参 10g,泽兰 10g

当归 10g,炒川芎 3g,卷柏 10g,益母草 15g

土鳖虫 6g,王不留行 6g,马鞭草 10g,晚蚕沙 15g

7 剂。

1986 年 7 月 6 日。

上方服 7 付,月经仍未至,唯白带较前增多,乳房胀痛,有时能摸到结节,小腹有时坠痛。

娑罗子 9g,路路通 8 个,漏芦 6g,王不留行 6g

丹参 10g,泽兰 10g,卷柏 10g,益母草 15g

当归 10g,炒川芎 3g,红花 3g,马鞭草 10g

土鳖虫 6g

7 剂。

1986 年 9 月 14 日。

上药服后即停药至今,月经仍未来潮,乳房胀痛消失,但仍有结节,小腹时感疼痛,腰不酸,白带量少,有时心慌。

柏子仁 10g,大熟地 12g,丹参 10g,泽兰 10g

刘寄奴 6g,鬼箭羽 10g,马鞭草 10g,益母草 15g

桃仁 6g,红花 3g,土鳖虫 6g,王不留行 6g

晚蚕沙 15g

7 剂。

月经先后不定期

◎ 医案

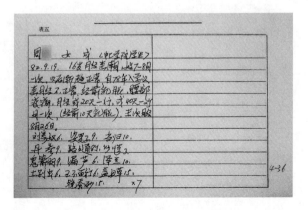

周某,女,成,安徽中医学院学生。

1982 年 9 月 19 日。

16 岁月经来潮,始 7 ~ 8 月一次,以后渐趋正常,自 1978 年入学以来,月经不正常,经前乳胀,腰部酸痛,月经或 20 天一行,或 40 天至 2 个月一次,经前 10 天乳胀,末次月经 8 月 26 日。

刘寄奴 6g,丹参 9g,鬼箭羽 9g,土鳖虫 6g

娑罗子 9g,路路通 8 个,漏芦 6g,王不留行 6g

当归 10g,炒川芎 3g,泽兰 10g,益母草 15g

晚蚕沙 15g

7 剂。

月经量多

◎ 医案 1

王某,女,41 岁。

1982 年 7 月 4 日。

因产后受风,爱人死亡,精神创伤较深。月经量多,十余天方净。怕凉,吃饭喝水须紧闭门户,经全身气功按摩后,方能吃饭喝水,天热时也如此。不能穿凉鞋,晚上睡觉还得穿鞋袜,手不能露被单外。

绵黄芪 10g,全当归 10g,川桂枝 4.5g,炒白芍 6g

干地龙 10g,红花 4g,鹿衔草 10g,鸡血藤 15g

熟地炭 12g,炒怀牛膝 10g,赤石脂 6g,炒地榆 10g

鹿角霜 6g

10 剂。

1982 年 8 月 19 日。

服 7 剂药后,月经提前 3 天(以往提前 5 天),6 天干净,少用一刀卫生纸。经净后又服药 3 剂,述现经按摩,气已能送到手指脚趾尖,抵抗力增强。但按摩气功、温热均不能少,凉鞋不能穿,晚上睡觉还得穿鞋袜。

生白术 6g,茯苓 10g,川桂枝 4.5g,炒白芍 6g

绵黄芪 12g,青防风 4.5g,生姜 3 片,红枣 5 枚

熟地炭 12g,紫石英 10g,赤石脂 6g,炒地榆 10g

紫河车 9g

10 剂。

◎ 医案 2

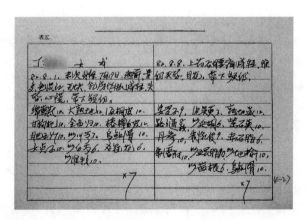

丁某,女,成。

1982 年 8 月 1 日。

末次月经 7 月 19 日,经期超前,量多色淡红,无块。乳房作胀减轻,头昏,心慌,带下频仍。

绵黄芪 10g,甘枸杞 10g,肥玉竹 10g,女贞子 10g

大熟地 12g,全当归 10g,炒川芎 3g,炒白芍 6g

海桐皮 10g,椿樗白皮 12g,乌贼骨 10g,鸡冠花 6g

炒怀牛膝 10g

7 剂。

1982 年 8 月 8 日。

上药后腰痛减轻,唯仍头昏,目花,带下频仍。

娑罗子 9g,路路通 8 枚,丹参 10g,制香附 10g

泡吴茱萸 3g,炒延胡索 6g,制乳没(各)9g,炒五灵脂 10g

熟地炭 12g,紫石英 10g,赤石脂 6g,炒地榆 10g

炒茜草 6g,乌贼骨 10g

7 剂。

1982 年 8 月 29 日。

末次月经 8 月 14 日,月经超前 7 日来潮,量略少。仍腹痛,经前乳房作胀,带下频仍。守原出入。

娑罗子 9g,路路通 9 枚,漏芦 6g,王不留行 6g

丹参 10g,制香附 10g,红花 4g,泽兰 10g

泡吴茱萸 2.5g,炒延胡索 6g,炮干姜 3g,炒五灵脂 10g

赤石脂 6g

7 剂。

1982 年 9 月 5 日。

月经即将来潮(本月 14 日),乳房未胀,时有轻微感觉,腰酸疼,余无不适。守原出入。

娑罗子 9g,路路通 9 枚,丹参 10g,香附 10g

泡吴茱萸 2.5g,炒延胡索 6g,炮干姜 3g,炒五灵脂 10g

杜仲 10g,炒续断 6g,炒茜草 6g,乌贼骨 10g

赤石脂 6g

7 剂。

崩漏

◎ 医案 1

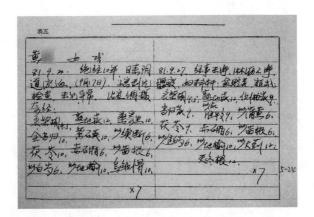

黄某,女,成。

1981 年 9 月 20 日。

绝经 10 年,近日来阴道出血(9 月 17 日),子宫刮片检查,未见异常。治宜调摄奇经。

炙柴胡 4.5g,全当归 10g,茯苓 10g,炒白芍 6g

熟地炭 12g,紫石英 10g,赤石脂 6g,炒地榆 10g

桑寄生 10g,炒续断 6g,炒茜草 6g,乌贼骨 10g

7 剂。

1981 年 9 月 27 日。

经事未净,淋漓不净,腰酸,妇科检:盆腔炎。守原出入。

炙柴胡 4.5g,当归炭 9g,茯苓 9g,炒焦白芍 6g

熟地炭 12g,怀牛膝(炒炭)9g,赤石脂 6g,炒地榆 10g

侧柏炭 9g,炒蒲黄 6g,炒茜草 6g,炒大蓟 12g

天冬根 12g

7 剂。

◎ 医案 2

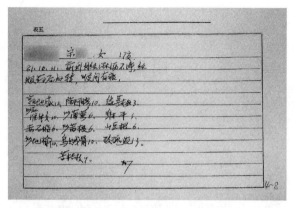

宋某,女,17岁。

1981 年 10 月 11 日。

前因月经淋漓不净,经服药后好转。喉间有痰。

熟地炭 12g,怀牛膝(炒炭)10g,赤石脂 6g,炒地榆 10g

陈阿胶 10g,炒蒲黄 6g,炒茜草 6g,乌贼骨 10g

绿萼梅 3g,射干 3g,山豆根 6g,玫瑰花 3g

苦桔梗 9g

7 剂。

【按】月经淋漓不净,乃是血分有热。怀牛膝化瘀止血,用怀牛膝炒炭用,加强止血之功,可使"虚火"下引归元,血止而不留瘀。

◎ 医案 3

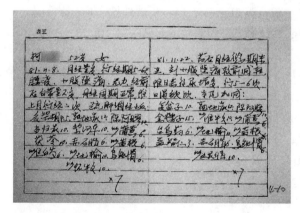

柯某,52 岁,女。

1981 年 11 月 8 日。

月经量多,行经期 5 ~ 6 天,腰酸,小腹坠痛,无力,经前后白带量不多,月经周期正常,唯上月行经 2 次。疏肝调经止血。

炙柴胡 4.5g,当归炭 10g,茯苓 10g,炒焦白芍 6g

熟地炭 12g,紫河车 10g,赤石脂 6g,炒地榆 10g

陈阿胶 10g,炒蒲黄 6g,炒茜草 6g,乌贼骨 6g

炒怀牛膝 10g

7 剂。

1981 年 11 月 22 日。

药后月经愆期未至,刻小腹坠痛较前减轻,唯日来夜尿增多,行 5 ~ 6 次,口渴欲饮。守原加减。

覆盆子 10g,金樱子 15g,台乌药 6g,益智仁 3g

熟地炭 12g,炒怀牛膝 10g,炒地榆 10g,赤石脂 6g

陈阿胶 10g,炒蒲黄 6g,炒茜草 6g,乌贼骨 6g

炒五灵脂 10g

7 剂。

◎ 医案 4

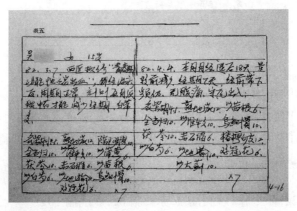

吴某,女,15 岁。

1982 年 3 月 7 日。

西医拟诊:青春期功能失调性子宫出血。经治疗后,周期正常,刻则每月须服中药才能减少经期,白带多。

炙柴胡 4.5g,全当归 10g,茯苓 10g,炒白芍 6g

熟地炭 12g,怀牛膝(炒炭)10g,赤石脂 6g,炒地榆 10g

陈阿胶 10g,炒蒲黄 6g,炒茜草 6g,乌贼骨 10g

鸡冠花 6g

7 剂。

1982 年 4 月 4 日。

本月月经退后 18 天,量较前减少,经期 7 天,经前带下仍频,无腹痛。守原出入。

炙柴胡 4.5g,全当归 10g,茯苓 10g,炒白芍 6g

熟地炭 12g,炒怀牛膝 10g,赤石脂 6g,炒地榆 10g

炒茜草 6g,乌贼骨 10g,椿樗白皮 12g,鸡冠花 6g

炒大蓟 10g

7 剂。

◎ 医案 5

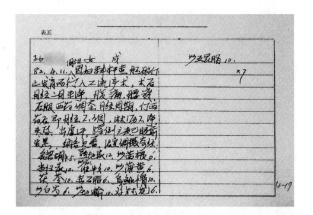

孙某,女,成。

1982 年 4 月 11 日。

1 月 5 日,因妇科检查胚胎停止发育而行人工流产术,术后月经 2 个月未净,腹痛,腰酸。后服西药调整月经周期,停西药后即月经不调,淋漓不净,头昏,出虚汗,蹲倒立起眼前发黑,纳谷欠香。治宜调摄奇经。

炙柴胡 4.5g,当归炭 10g,茯苓 10g,炒白芍 6g

熟地炭 12g,怀牛膝(炒炭)10g,赤石脂 6g,炒地榆 10g

炒茜草 6g,炒蒲黄 6g,乌贼骨 10g,鸡冠花 6g

炒五灵脂 10g

7 剂。

◎ 医案 6

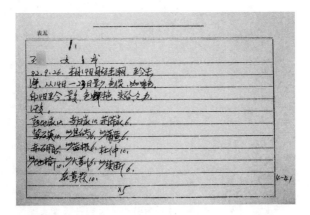

王某,女,成。

1982 年 9 月 26 日。

本月 14 日月经来潮,至今未净。从 14 ～ 23 日量少,色淡,咖啡色。自 24 日至今,量多,色艳,头昏,乏力,汗多。

熟地炭 12g,紫石英 10g,赤石脂 6g,炒地榆 10g

当归炭 10g,炒焦白芍 6g,炒茜草 6g,炒大蓟 6g

荆芥炭 6g,炒蒲黄 6g,杜仲 10g,炒续断 6g

炙黄芪 10g

5 剂。

痛经

◎ 医案 1

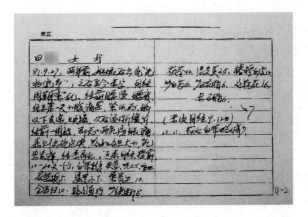

田某,女,成。

1981 年 9 月 27 日。

两年前,妊娠后出现"先兆流产",之后至今未孕,月经周期紊乱,经前腰坠,腰酸,经至第 1 天小腹痛甚,紧张感,脐以下发凉,烦躁,以后逐渐缓解,经前 1 周始,即感两乳房胀痛,甚则出现包块,略如鸡蛋大小,乳头发痒,经来即止。近来月经提前,10 ~ 20 天一行,白带较多,头晕,恶心,呕吐。末次月经 1981 年 9 月 12 日。

炙柴胡 5g,全当归 10g,茯苓 10g,炒白芍 6g

娑罗子 9g,路路通 8 个,淡吴茱萸 2.5g,炒五灵脂 6g

桑寄生 10g,炒续断 8g,椿樗白皮 12g,鸡冠花 6g

赤石脂 6g

7 剂。

1981 年 10 月 3 日。

拟方。

当归 10g,炒小茴香 2g,泡吴茱萸 2.5g,炒延胡索 6g

娑罗子 9g,路路通 8 个,漏芦 6g,八月札 9g

丹参 9g,制香附 10g,椿樗白皮 12g,鸡冠花 6g

赤石脂 6g

7 剂。

1981 年 10 月 11 日。

药后白带略减少。

淡吴茱萸 2.5g,炒延胡索 6g,制乳香 4.5g,炒五灵脂 10g

娑罗子 9g,路路通 9 个,漏芦 6g,王不留行 6g

丹参 10g,制香附 10g,鸡冠花 6g,炒续断 6g

白薇 6g

7 剂。

1981 年 10 月 18 日。

经愆期 4 天,经来时感腹痛。

继服原方。于经前 3 ~ 5 天服药。

◎ 医案 2

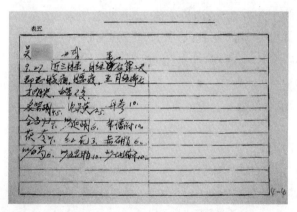

吴某,女,成。

1981 年 9 月 27 日。

近 3 月来,月经来后第 2 天即感腹痛,腰酸,至月经净后才消失,白带不多。

炙柴胡 4.5g,全当归 9g,茯苓 7g,炒白芍 6g

泡吴茱萸 2.5g,炒延胡索 6g,红花 3g,炒五灵脂 10g

丹参 10g,制香附 10g,赤石脂 6g,炒地榆 10g

◎ 医案 3

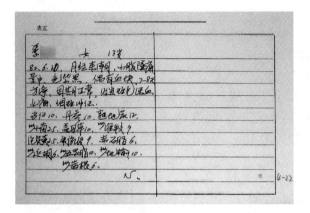

季某,女,13 岁。

1982 年 6 月 20 日。

月经来潮,小腹坠痛,量中,色紫黑,偶有血块,7 ~ 8 天方净,周期正常。治宜理气活血止痛,调理冲任。

当归 10g,炒小茴香 2.5g,泡吴茱萸 2.5g,炒延胡索 6g

丹参 10g,益母草 10g,制乳没(各)9g,炒五灵脂 10g

熟地炭 12g,炒怀牛膝 9g,赤石脂 6g,炒地榆 10g

炒茜草 6g

5 剂。

◎ 医案 4

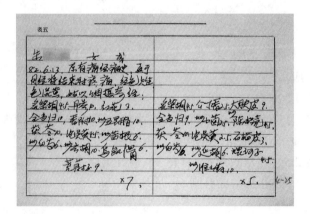

朱某,女,成。

1982 年 6 月 13 日。

原有痛经病史,每于月经将结束时疼痛,经色欠佳,色淡黄。姑以调摄奇经。

炙柴胡 4.5g,全当归 10g,茯苓 10g,炒白芍 6g

　　丹参 10g,香附 10g,泡吴茱萸 4.5g,炒延胡索 10g

　　红花 3g,炒五灵脂 10g,炒茜草 6g,乌贼骨 6g

　　茺蔚子 9g

　　7 剂。

　　【按】"经色欠佳,色淡黄":即血虚血枯,有经闭之虞。王老方中用炒茜草 6g,乌贼骨 6g,即《素问·腹中论》四乌鲗骨一芦茹丸,芦茹即茜草,活血行瘀,海螵蛸咸温以软坚散结,达消积通络之效。

　　炙柴胡 4.5g,全当归 10g,茯苓 10g,炒白芍 6g

　　公丁香 2.5g,炒小茴香 2.5g,泡吴茱萸 2.5g,炒延胡索 6g

　　大腹皮 9g,炒陈枳壳 4.5g,石榴皮 3g,煨诃子 4.5g

　　炒怀山药 10g

　　5 剂。

　　【按】此方为痛经时用方。

◎ 医案 5

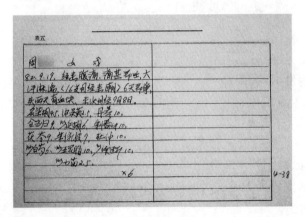

　　周某,女,成。

　　1982 年 9 月 19 日。

　　经来腹痛,痛甚即吐,大汗淋漓,(16 岁月经来潮)6 天即净,头两天有血块,末次月经 9 月 8 日。

　　炙柴胡 4.5g,全当归 9g,茯苓 9g,炒白芍 6g

　　泡吴茱萸 2.5g,炒延胡索 6g,制乳没(各)9g,炒五灵脂 10g

　　丹参 10g,制香附 10g,杜仲 10g,炒续断 10g

　　炒小茴香 2.5g

　　6 剂。

经行发热

◎ 医案

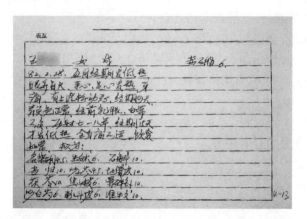

王某,女,成。

1982 年 2 月 28 日。

每月经期发低热,眼鼻冒火,手心、足心发热,牙痛,有上浮松动感;经期 4
天,颜色正常,经前乳胀,白带不多,历时 7 ~ 8 年。经期 15 天才发低热,全身痛
不适,饮食如常。拟方。

炙柴胡 4.5g,当归 10g,茯苓 10g,炒白芍 6g

生白术 6g,炒子芩 4.5g,焦山栀 6g,粉丹皮 6g

石斛 10g,地骨皮 10g,骨碎补 10g,怀牛膝 10g

赤石脂 6g

【按】王润谓:医案中"经期 4 天"是月经周期 4 天干净。这是一个复诊病例,
原来经期发热,历时七八年,服药后,经期不发热,到"经期 15 天才发低热"。

经行鼻衄

◎ 医案

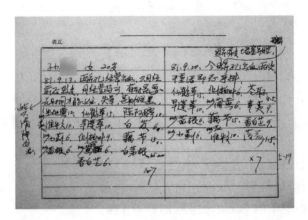

孙某,女,20 岁。

1981 年 9 月 13 日。

两鼻孔经常出血,以月经前后较多,月经量尚可,有时需要长时间才能止住,头晕,甚则眼黑。姑以清降为治。

生地黄(炒炭)12g,怀牛膝(炒炭)10g,炒小蓟 6g,炒茜草 6g

仙鹤草 15g,旱莲草 15g,侧柏叶 9g,炒蒲黄 6g

陈阿胶 10g,白及 6g,藕节 15g,白茅根 15g

香白芷 6g

7 剂。

1981 年 9 月 20 日。

今日因鼻涕多堵塞鼻腔,鼻孔出血两次,干重活即感手抖。

仙鹤草 15g,旱莲草 10g,炒茜草 6g,炒小蓟 6g

侧柏叶 6g,炒蒲黄 6g,藕节 15g,怀牛膝(炒炭)10g

苍耳子 4.5g,辛夷 9g,香白芷 9g,薄荷 1.5g

7 剂。

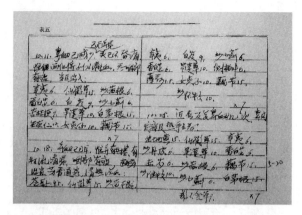

1981 年 10 月 11 日。

鼻衄已减少,已无鼻涕,头已不昏痛,唯两侧鼻子仍滴血,感咽部有痰。守原出入。

辛夷 6g,香白芷 6g,苦桔梗 9g,生薏苡仁 12g

仙鹤草 15g,白及 9g,旱莲草 10g,女贞子 10g

炒茜草 6g,炒小蓟 6g,白茅根 15g,藕节 15g

7 剂。

1981 年 10 月 18 日。

鼻衄已弭,唯鼻有时塞,有时流清涕,咽部有痰。治宜芳香通窍,清热凉血。

苍耳子 4.5g,辛夷 6g,香白芷 6g,薄荷 1.5g

仙鹤草 15g,白及 9g,旱莲草 10g,女贞子 10g

炒茜草 6g,炒小蓟 6g,侧柏叶 6g,藕节 15g

炒怀牛膝 10g

7 剂。

1981 年 10 月 25 日。

近来反复鼻衄几次,鼻内发痒及热乎之感。

生地黄 15g,炒丹皮 6g,赤芍 6g,炒怀牛膝 10g

仙鹤草 15g,旱莲草 10g,炒茜草 6g,炒小蓟 6g

辛夷 6g,香白芷 6g,藕节 15g,白茅根 15g

鹅不食草 9g

7 剂。

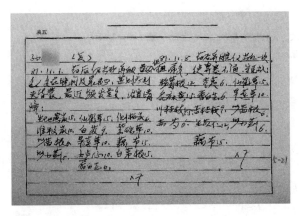

1981 年 11 月 1 日。

药后仍出现鼻衄，多在晚间及晨起，甚则感到头昏发蒙，最近频发量多。治宜清降。

生地黄炭 15g，怀牛膝炭 10g，炒茜草 6g，炒小蓟 6g

仙鹤草 15g，白及 9g，旱莲草 10g，女贞子 10g

侧柏炭 6g，紫珠草 10g，藕节 15g，白茅根 15g

香白芷 6g

7 剂。

1981 年 11 月 8 日。

药后鼻腔仅出血 1 次，涕多，使鼻塞不通。守原出入。

粉葛根 12g，炙麻黄 1.5g，川桂枝 4.5g，赤芍 6g

辛夷 6g，香白芷 6g，苦桔梗 9g，生薏苡仁 12g

仙鹤草 15g，旱莲草 10g，炒茜草 6g，炒小蓟 6g

藕节 15g

7 剂。

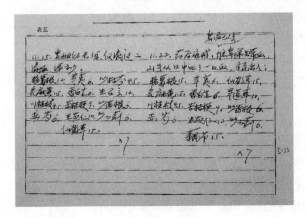

1981 年 11 月 15 日。

鼻衄仍未弭,仅滴过二滴血,涕亦少。

粉葛根 12g,炙麻黄 1.5g,川桂枝 4.5g,赤芍 6g

辛夷 6g,香白芷 6g,苦桔梗 9g,生薏苡仁 12g

炒黄芩 4.5g,生石膏 12g,炒茜草 6g,炒小蓟 6g

仙鹤草 15g

7 剂。

1981 年 11 月 22 日。

药后症减,鼻涕已不多,唯鼻涕里带血,21 日从口中吐了一口血。守原出入。

粉葛根 15g,炙麻黄 1.5g,川桂枝 4.5g,赤芍 6g

辛夷 6g,香白芷 6g,苦桔梗 9g,生薏苡仁 12g

仙鹤草 15g,旱莲草 10g,炒茜草 6g,炒小蓟 6g

藕节 15g

7 剂。

1981 年 11 月 29 日。

药后鼻衄已止,唯涕中带血,仍守原意出入。

粉葛根 18g,炙麻黄 1.5g,川桂枝 4.5g,赤芍 6g

辛夷 6g,香白芷 6g,苦桔梗 9g,生薏苡仁 12g

仙鹤草 15g,白及 9g,炒茜草 6g,藕节 6g

侧柏叶 6g

7 剂。

1981 年 12 月 13 日。

鼻涕中仍带血,鼻涕较前减少。

粉葛根 12g,炙麻黄 2g,川桂枝 4.5g,赤芍 6g

辛夷 6g,香白芷 6g,苦桔梗 9g,生薏苡仁 12g

仙鹤草 15g,旱莲草 10g,血见愁 6g,炒小蓟 6g

藕节 15g

7 剂。

经前乳房胀痛

◎ 医案 1

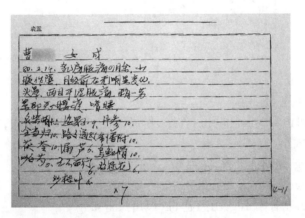

曹某,女,成。

1980 年 2 月 14 日。

乳房胀痛 4 月余,小腹作坠,月经前后无明显变化,头晕,两目干涩胀痛,稍一劳累即感腰酸,嗜睡。

炙柴胡 4.5g,全当归 10g,茯苓 10g,炒白芍 6g

娑罗子 9g,路路通 8g,漏芦 6g,王不留行 6g

丹参 10g,制香附 10g,乌贼骨 10g,鸡冠花 6g

炒橘叶 6g

7 剂。

◎ 医案 2

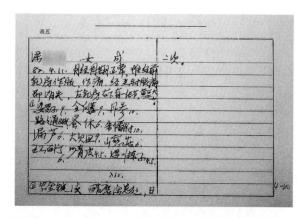

梁某,女,成。

1982 年 4 月 11 日。

月经周期正常,唯经前乳房作胀,作痛,经至时胀痛即消失,左乳房右下有一结节,黄豆大小。

娑罗子 9g,路路通 8 枚,漏芦 6g,王不留行 6g

全瓜蒌 9g,重楼 6g,大贝母 9g,炒青皮 4.5g

丹参 10g,制香附 10g,山慈菇 6g,煨川楝子 4.5g

10 剂。

另:紫金锭 1 支,醋磨涂患处,日 2 次。

◎ 医案 3

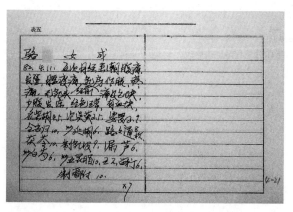

骆某,女,成。

1982 年 4 月 11 日。

每次月经来潮腹痛,发坠,腰酸痛,经前乳房作胀,疼痛,无乳头痒及包块,少腹发凉,经色正常,有血块。

炙柴胡 4.5g, 全当归 10g, 茯苓 10g, 炒白芍 6g

泡吴茱萸 2.5g, 炒延胡索 6g, 制乳没(各)9g, 炒五灵脂 10g

娑罗子 9g, 路路通 8 枚, 漏芦 6g, 王不留行 6g

制香附 10g

7 剂。

◎ 医案 4

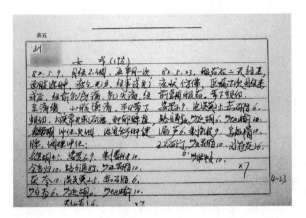

刘某, 女, 19 岁。

1982 年 5 月 9 日。

月经不调, 每半月一次。面肢浮肿, 疲乏无力, 经事或先或后, 经前乳房痛, 乳头痛, 经至痛缓, 小腹坠痛。平日带下频仍。大便常先硬后溏。肝郁脾虚, 冲任失调, 治宜舒肝健脾, 调理冲任。

炙柴胡 4.5g, 全当归 10g, 茯苓 10g, 炒白芍 6g

娑罗子 9g, 路路通 8 枚, 淡吴茱萸 2.5g, 炒延胡索 6g

制香附 10g, 炒五灵脂 10g, 赤石脂 6g, 炒地榆 10g

天仙藤 6g

7 剂。

1982 年 5 月 23 日。

服药后第 2 天经至, 症状仿佛, 带下频仍。医嘱下次月经来前 1 周服药。

娑罗子 9g, 路路通 8 枚, 漏芦 6g, 王不留行 6g

泡吴茱萸 2.5g, 炒延胡索 6g, 制乳没(各)9g, 炒五灵脂 10g

赤石脂 6g, 炒地榆 10g, 乌贼骨 10g, 鸡冠花 6g

炒怀牛膝 10g

7 剂。

◎ 医案 5

方某,女,19 岁。

1982 年 8 月 29 日。

经前腹痛,乳胀,触之即痛。带下色黄、无味。容黄少华。治宜调摄。

娑罗子 9g,路路通 8 枚,漏芦 6g,王不留行 6g

当归 10g,炒小茴香 2.5g,泡吴茱萸 2.5g,炒延胡索 6g

丹参 10g,泽兰 10g,红花 4g,炒五灵脂 10g

土鳖虫 6g

7 剂。

经前眩晕

◎ 医案

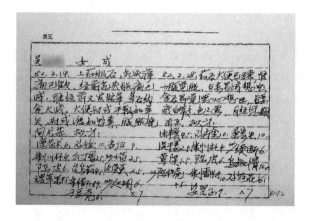

吴某,女,成。

1982 年 2 月 14 日。

上药服后,乳头痒痛已微,经前乳头胀痛已减,唯经前又发眩晕,晕后纳食大减,大便时或干硬如羊矢,时或溏如鸭粪,腹胀晚间尤甚。拟方。

漂苍术 6g,制川厚朴 4g,陈皮 6g,煨草果 4.5g

鸡内金 10g,公丁香 2.5g,台乌药 4.5g,制香附 9g

当归 9g,炒小茴香 2.5g,泡吴茱萸 2.5g,炒延胡索 6g

刀豆壳 6g

7 剂。

1982 年 2 月 28 日。

药后大便已正常,惟小腹觉胀,日来易饿想吃,食后即觉恶心想吐,腰酸白带多,色不黄,月经愆期未至。拟方。

法半夏 4.5g,淡干姜 2.5g,黄连 1.5g,炒陈枳壳 4.5g

鸡内金 10g,制川厚朴 4g,陈皮 6g,制香附 10g

桑寄生 10g,炒续断 6g,乌贼骨 10g,鸡冠花 6g

娑罗子 9g

7 剂。

更年期综合征

◎ 医案

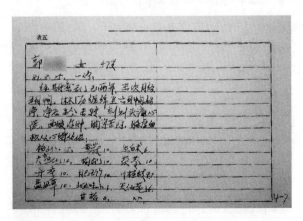

郭某,女,47 岁。

1981 年 8 月 25 日。

　　经期紊乱已两年,末次月经5月中旬,淋漓缠绵至6月中旬始净,净后至今未转。刻则头痛,心慌,面肢浮肿,胸宇苦闷。脉虚细。拟从心脾为治。

　　柏子仁 15g,大熟地 12g,丹参 10g,益母草 10g

　　黄芪 10g,枸杞 10g,肥玉竹 10g,北五味子 3g

　　生白术 6g,茯苓 10g,川桂枝 4.5g,天仙藤 6g

　　甘松 6g

　　5剂。

带下

◎ 医案 1

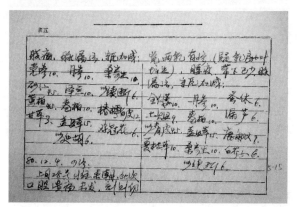

王某,女,31岁。

1980年11月12日。一诊。

經净之後，下唇出現一小潰瘍，面部褐斑，帶下頻仍，腰酸，脈濡弦。

黨參 10g，砂仁 4.5g，炒黃柏 4.5g，甘草 3g

炙柴胡 4.5g，炒白芍 6g，卷柏 10g，益母草 15g

菟絲餅 10g，炒續斷 6g，椿樗白皮 12g，雞冠花 6g

烏賊骨 10g

1980 年 11 月 20 日。二診。

藥後仍感腰酸帶下，餘證向安。守原加減。

減：炙柴胡，川白芍，益母草。

加：懷山藥 10g，蘇芡實 10g，去殼白果 8 枚。

1980 年 11 月 27 日。三診。

經將及期，口腔潰瘍未出現，唯帶下仍多，右側下腹痛，脈濡弦。守原加減。

黨參 10g，砂仁 4.5g，黃柏 4.5g，甘草 3g

丹參 10g，澤蘭 10g，卷柏 10g，益母草 15g

桑寄生 10g，炒續斷 6g，椿樗白皮 12g，雞冠花 6g

炒延胡索 6g

1980 年 12 月 4 日。四診。

上月 28 號月經來潮，此次口腔潰瘍未發，刻則仍覺兩乳有核（疑乳房小葉增生），腰酸，帶下已少，脈濡弦。守原加減。

全瓜蔞 10g，土貝母 9g，炒青皮 4.5g，夏枯草 10g

丹參 10g，卷柏 10g，益母草 15g，桑寄生 15g

重樓 6g，漏蘆 6g，鹿角霜 9g，白芥子 6g

炒續斷 6g

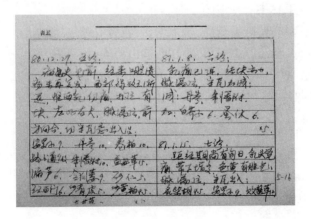

1980 年 12 月 29 日。五诊。

病史见前,经来口腔溃疡未复发,面部褐斑渐退,唯两乳仍痛,扪之有块,左比右大,脉濡弦,前方向合,仍守原意出入治。

娑罗子 9g,路路通 9 枚,漏芦 6g,王不留行 6g

丹参 10g,制香附 10g,全瓜蒌 9g,炒青皮 5g

卷柏 10g,益母草 15g,砂仁 5g,炒黄柏 4.5g

生甘草 3g

5 剂。

1981 年 1 月 8 日。六诊。

乳痛已弭,结块亦小,脉濡弦。守原加减。

减:丹参,制香附。

加:白芥子 6g,重楼 6g。

1981 年 1 月 15 日。七诊。

距经期尚有旬日,乳头觉痛,带下增多,色黄有腥气,脉濡弦。守原出入。

炙柴胡 4.5g,全当归 10g,茯苓 10g,炒白芍 6g

娑罗子 9g,漏芦 6g,路路通 9 枚,王不留行 6g

败酱草 12g,白蔹 6g,椿樗白皮 12g,鸡冠花 6g

鹿角霜 6g

1981 年 1 月 29 日。八诊。

经行则轻,乳痛消失,带下不多,面部褐斑淡而未净,脉濡弦,守原出入。

减:茯苓,漏芦,王不留行。

加:泽兰 10g,卷柏 10g,益母草 15g。

5 剂。

◎ 医案 2

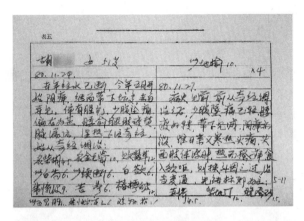

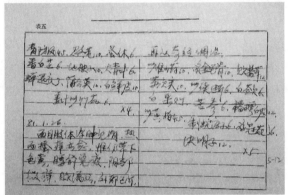

胡某,女,51 岁。

1980 年 11 月 24 日。

去年经水已断,今年 5 月开始阴痒,继而带下增多,赤白并见,伴有腥气,少腹坠痛,偏右为甚,腰俞、腿肢酸楚,脉濡弦。湿热下注奇经,姑从奇经调治。

炙柴胡 4.5g,炒白芍 6g,制乳没(各)9g,炒五灵脂 10g

炙金毛狗脊 10g,炒续断 6g,苦参 6g,制蛇床子 6g

败酱草 12g,白蔹 6g,椿樗白皮 12g,鸡冠花 6g

炒地榆 10g

4 剂。

1980 年 11 月 27 日。

病史见前,前从奇经调治之后,少腹坠痛已轻,腰酸好转,带下见减,阴痒亦微。唯日来又寒热头痛,头面肢体浮肿,热而搔痒,食入欲呕,则挟外因之过。治当变通,先祛标邪为主。

荆芥 4.5g,青防风 4.5g,香白芷 6g,蝉蜕 3g

紫花地丁 12g,忍冬藤 10g,地肤子 10g,蒲公英 10g

晚蚕沙 15g,重楼 6g,大青叶 6g,白鲜皮 10g

姜汁炒竹茹 6g

4 剂。

1981 年 1 月 26 日。

面目肢体浮肿见消,热而搔痒亦愈。唯仍带下色黄,腰俞觉酸,阴部微痒,脉属弦。外邪已解,再从奇经调治。

炒怀山药 10g,芡实 10g,白果 8 个,炒黄柏 4.5g

炙金毛狗脊 10g,炒续断 6g,苦参 6g,制蛇床子 6g

败酱草 12g,白薇 6g,椿樗白皮 12g,鸡冠花 6g

决明子 12g

5 剂。

◎ 医案 3

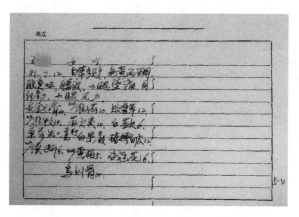

王某,女,成。

1981 年 7 月 12 日。

白带频多,色黄而稠,腥臭味,腰酸,小腿坠痛,月经量少,小腿无力。

炙金毛狗脊 10g,炒怀牛膝 10g,桑寄生 10g,炒续断 6g

炒怀山药 10g,苏芡实 10g,白果(去壳打)8 枚,炒黄柏 5g

败酱草 12g,白薇 6g,椿樗白皮 12g,鸡冠花 6g

乌贼骨 10g

◎ 医案 4

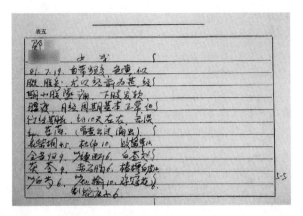

邵某,女,成。

1981 年 7 月 19 日。

白带频多,色黄,似脓,腥臭,尤以经前为甚,经期小腹坠痛,下肢发软,腰酸,月经周期基本正常,但行经期长,10 天左右,舌淡红,苔薄。曾查出过滴虫。

炙柴胡 4.5g,全当归 9g,茯苓 9g,炒白芍 6g

杜仲 10g,炒续断 6g,赤石脂 6g,炒地榆 10g

败酱草 12g,白薇 6g,椿樗白皮 12g,鸡冠花 6g

制蛇床子 6g

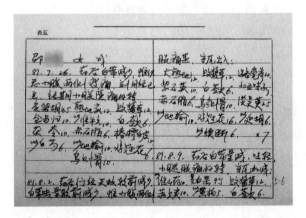

1981 年 7 月 26 日。

药后白带减少,唯仍感小腹两侧酸痛。刻月经已至,经期小腹坠痛好转。

炙柴胡 4.5g,全当归 10g,茯苓 10g,炒白芍 6g

熟地炭 12g,炒怀牛膝 10g,赤石脂 6g,炒地榆 10g

败酱草 12g,白蔹 6g,椿樗白皮 12g,鸡冠花 6g

乌贼骨 10g

1981 年 8 月 2 日。

药后行经天数较前减少,白带味较前减轻、量较前减少,唯小腹两侧胀痛甚。守原出入。

大熟地 12g,紫石英 10g,赤石脂 6g,炒地榆 10g

败酱草 12g,白蔹 6g,乌贼骨 10g,鸡冠花 6g

潞党参 10g,北五味子 3g,淡吴茱萸 2.5g,炒延胡索 6g

炒续断 6g

7 剂。

1981 年 8 月 9 日。

药后白带量减,味轻,小腿胀痛好转。守原加减。

炒怀山药 10g,苏芡实 10g,乌贼骨 10g,鸡冠花 6g

白果(去壳)9 个,炒黄柏 5g,淡吴茱萸 2.5g,炒延胡索 6g

败酱草 12g,白蔹 6g,苦参 6g,制蛇床子 6g

椿樗白皮 12g

7 剂。

1981 年 8 月 15 日。

药后白带量减,味轻。

败酱草 12g,白蔹 6g,乌贼骨 10g,鸡冠花 6g

海桐皮 10g,椿樗白皮 12g,苦参 6g,制蛇床子 6g

煅龙骨 12g,煅牡蛎 12g,苏芡实 10g,金樱子 15g

炒黄柏 5g

◎ 医案 5

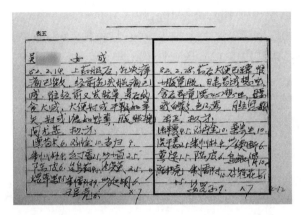

吴某,女,成。

1982 年 2 月 28 日。

药后大便已正常,唯小腹觉胀,日来易饿想吃,食后即觉恶心想吐,腰酸白带多,色不黄,月经愆期未至。拟方。

法半夏 4.5g,淡干姜 2.5g,黄连 1.5g,炒陈枳壳 4.5g

鸡内金 10g,制川厚朴 4g,陈皮 6g,制香附 10g

桑寄生 10g,炒续断 6g,乌贼骨 10g,鸡冠花 6g

娑罗子 9g

7 剂。

【按】本医案见原件右侧加框部分。

◎ 医案 6

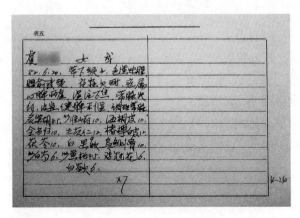

虞某,女,成。

1982 年 6 月 20 日。

带下频频,色黄味腥,腰俞酸楚,夜寐欠酣。证属心脾两虚,湿注下焦,带脉失约,治宜健脾利湿,调理带脉。

炙柴胡 4.5g,全当归 10g,茯苓 10g,炒白芍 6g

炒怀山药 10g,生薏苡仁 12g,白果 9 枚,炒黄柏 4.5g

海桐皮 10g,椿樗白皮 12g,乌贼骨 10g,鸡冠花 6g

白薇 6g

7 剂。

妊娠病

◎ 医案

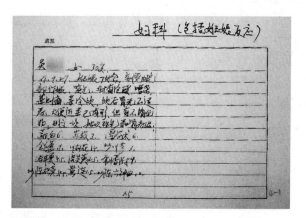

吴某,女,30 岁。

1981 年 9 月 27 日。

妊娠 7 月余,刻觉脘部作胀,嗳气,时有反酸,嘈杂,甚则痛,喜冷饮,饮后胃无不适感。大便近来已成形,但有不消化物,日行 1 次。姑以理气和胃为治。

薤白 6g,全瓜蒌 9g,法半夏 4.5g,炒陈枳壳 4.5g

苏梗 3g,川厚朴花 4g,淡吴茱萸 2.5g,黄连 1.5g

漂苍术 6g,炒川芎 3g,制香附 9g,炒陈六神曲 10g

5 剂。

妊娠发热

◎ 医案

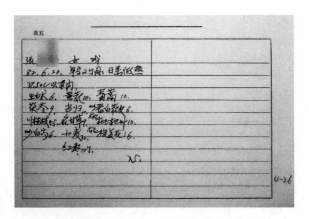

张某,女,成。

1982 年 6 月 20 日。

早孕 2 个月,日来低热 37.5℃以内。

生白术 6g,茯苓 9g,川桂枝 4.5g,炒白芍 6g

黄芪 10g,当归 10g,炙甘草 9g,小麦 30g

青蒿 10g,炒香白薇 6g,枇杷叶(布包)10g,旋覆花(布包)6g

红枣 10 个

5 剂。

【按】小麦:味甘,微寒,无毒。主除热,止燥渴,利小便,养肝气,止漏血、唾血。

妊娠龈衄

◎ 医案

宁某,女,30岁。

1981年2月12日。

以往刷牙渗血。妊娠4月,近4月来寐觉齿龈即出血,口中有血腥气。日来唇亦皲裂出血,口干欲饮,两下臼齿疼痛。登楼心慌。脉濡弦。姑以清降。

生地黄12g,炒怀牛膝10g,炒茜草6g,炒大蓟6g

仙鹤草15g,白及6g,藕节15g,炒侧柏6g

石斛9g,地骨皮9g,骨碎补9g,炒黄柏4.5g

生甘草3g

5剂。

慢性附件炎

◎ 医案

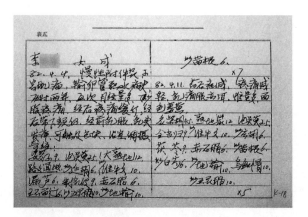

李某,女,成。

1982 年 4 月 4 日。

慢性附件炎,子宫肌瘤,输卵管积水病史,历时两年。每次月经量多,少腹疼痛,经后疼痛缓解,经后带下频仍,经前乳胀,乳头发痒,可触及包块。治宜调摄奇经。

娑罗子 9g,路路通 8g,漏芦 6g,王不留行 6g

泡吴茱萸 2.5g,炒延胡索 6g,制乳没(各)9g,炒五灵脂 10g

大熟地 12g,炒怀牛膝 10g,赤石脂 6g,炒地榆 10g

炒茜草 6g

7 剂。

1982 年 4 月 11 日。

药后症减,疼痛减轻,乳痛胀亦弭。唯量多,面色萎黄。

炙柴胡 4.5g,全当归 9g,茯苓 9g,炒白芍 6g

熟地炭 12g,炒怀牛膝 10g,赤石脂 6g,炒地榆 10g

泡吴茱萸 2.5g,炒延胡索 6g,炒茜草 6g,乌贼骨 10g

炒五灵脂 10g

5 剂。

子宫肌瘤

◎ 医案

周某,女,52岁。

1982年9月5日。初诊。

西医妇科拟诊:子宫肌瘤。刻则月经量多,经期长,动则心慌,头晕,时值经期,昨日刚来潮,腰酸腿软,无腹痛。治宜调摄奇经。

炙柴胡4.5g,当归炭10g,茯苓10g,炒焦白芍6g

熟地炭12g,怀牛膝(炒炭)10g,赤石脂6g,炒地榆10g

炙黄芪10g,天冬根10g,炒茜草6g,炒小蓟6g

炒蒲黄6g

7剂。

乳房包块

◎ 医案

柳某,女,成。

1981 年 3 月 8 日。一诊。

两乳房各有一硬块,左乳房约橄榄大。西医诊为:右乳房小叶增生,左乳房纤维瘤。疼痛,不敢触摸,尤以经期前 1 周为甚,经后缓解。经行时小腹坠痛,色紫有块。口干引饮,饮食不启。末次月经 1981 年 2 月 16 日。

娑罗子 9g,路路通 9 个,漏芦 6g,王不留行 6g

大熟地 12g,淡附片 9g,白芥子 6g,鹿角霜 6g

夏枯草 10g,全瓜蒌 9g,土贝母 9g,炒青皮 4.5g

炒五灵脂 10g

7 剂

【按】原件中未写明何侧乳房"疼痛",依据 1981 年 3 月 15 日医案,应为右侧。原件没写剂数。1981 年 3 月 8 日是星期天,是王任之先生门诊在家免费给患者诊治疾病的时间,根据王任之先生诊治慢性病处方剂数和复诊时间,当为 7 剂,径补。下同。

1981 年 3 月 15 日。

药后乳房包块见小,疼痛大减,右乳房碰之仍有疼痛。守原加减。

大熟地 12g,淡附片 9g,白芥子 6g,鹿角霜 6g

娑罗子 9g,路路通 9 个,漏芦 6g,王不留行 6g

全瓜蒌 9g,土贝母 9g,重楼 6g,两头尖 6g

煨川楝子 4.5g

7 剂

1981 年 3 月 22 日。

包块边缘渐软,中央仍硬,余证仿佛。守原加减。

大熟地 12g,淡附片 9g,白芥子 6g,鹿角霜 9g

夏枯草 10g,全瓜蒌 9g,大贝母 9g,炒青皮 4.5g

漏芦 6g,重楼 6g,山慈菇 6g,煨川楝子 4.5g

昆布 6g

7 剂

1981 年 3 月 29 日。

包块已消大半。守原出入。

减:昆布。

加:蒲公英 10g。

7 剂

1981 年 4 月 5 日。

包块由厚变薄,偶有刺痛。

大熟地 12g,淡附片 9g,白芥子 6g,鹿角霜 9g

夏枯草 10g,全瓜蒌 9g,大贝母 9g,炒青皮 4.5g

山慈菇 6g,漏芦 6g,重楼 6g,白芷 6g

炒橘核 6g

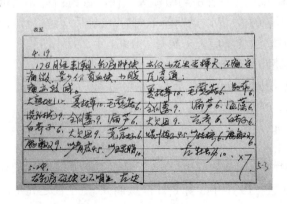

1981 年 4 月 19 日。

17 日月经来潮,乳房肿块痛微,量少仍有血块,小腹痛亦较减。

大熟地 12g,淡附片 9g,白芥子 6g,鹿角霜 9g

夏枯草 10g,全瓜蒌 9g,大贝母 9g,炒青皮 4.5g

山慈菇 6g,漏芦 6g,茺蔚子 6g,炒五灵脂 10g

7 剂

【按】王润指出:参考前文,原件“毛慈菇”属笔误,当为“山慈菇”。山慈菇味甘、微辛,性凉,清热解毒、消痈散结,常用于治疗痈肿疔毒、瘰疬痰核等病症。毛慈菇平喘止咳、镇痛、抗癌,用于治疗支气管炎、哮喘、乳癌等。毛慈菇适应证与此不同。

1981 年 5 月 24 日。

右乳房硬块已不明显,左边亦仅小花生米样大,不痛,守原变通。

夏枯草 10g,全瓜蒌 9g,大贝母 9g,煨川楝子 4.5g

山慈菇 6g,漏芦 6g,玄参 6g,炒橘核 6g

昆布 6g,海藻 6g,白芥子 6g,鹿角霜 6g

左牡蛎 10g

7 剂。

【按】王润指出:参考前文,原件“毛慈菇”属笔误,当为“山慈菇”。

乳房结节

◎ 医案

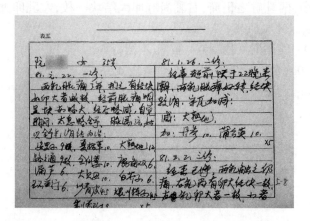

表五

両枝，脇隔闷，太息太减，
娑罗子9，夏枯草10，山慈菇6，
路路通9枚，全瓜蒌9，白芥子6，
漏芦6，蜜佩6，西头尖6，
双贝母6，炒青皮4.5，煨金铃子4.5
鹿角双6。
KR任

阮某,女,35 岁。

1981 年 1 月 22 日。一诊。

两乳胀痛 3 年,扪之有结块,如印大者数枚,经前胀痛明显,块亦略大,经后略减。自觉胸闷,太息略舒。脉濡弦。姑以舒气消结为治。

娑罗子 9g,路路通 9 枚,漏芦 6g,王不留行 6g

夏枯草 10g,全瓜蒌 10g,大贝母 10g,炒青皮 4.5g

大熟地 12g,鹿角霜 6g,白芥子 6g,煨川楝子 4.5g

制香附 9g

5 剂。

1981 年 1 月 26 日。二诊。

经事超前 4 天,于 22 日晚来潮。两乳胀痒好转,结块较消。守原加减。

减:大熟地。

加:丹参 10g,蒲公英 10g。

5 剂。

1981 年 2 月 2 日。三诊。

经来已净,两乳触之仍痛,右乳尚有卵大结块一枚,左乳卵大者一枚,小者两枚。脉濡弦。守原加减。

娑罗子 9g,路路通 9 枚,漏芦 6g,王不留行 6g

夏枯草 10g,全瓜蒌 9g,重楼 6g,炒青皮 4.5g

山慈菇 6g,白芥子 6g,两头尖 6g,煨川楝子 4.5g

鹿角霜 6g

5 剂。

乳腺纤维瘤

◎ 医案

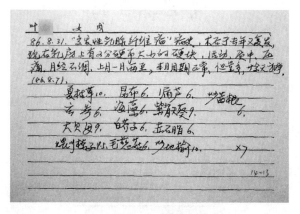

叶某,女,成。

1986 年 8 月 31 日。

"多发性乳腺纤维瘤"病史,术后于去年又复发。现右乳房上有 2 分硬币大小的硬块,活动,质中,压痛。月经不调,上月一月两至,本月周期正常,但量多,十余天方净。末次月经:1986 年 8 月 7 日。

夏枯草 10g,玄参 6g,大贝母 9g,煨川楝子 4.5g

昆布 6g,海藻 6g,白芥子 6g,毛慈菇 6g

漏芦 6g,紫背天葵 9g,赤石脂 6g,炒地榆 10g

炒茜草 6g

7 剂。

阴痒

◎ 医案

徐某。

1985 年 7 月 7 日。复诊。

外阴瘙痒,得热则甚,奇痒难忍。

龙胆草 3g,粉丹皮 6g,苦参 6g,炒黄柏 4.5g

紫花地丁 10g,地肤子 10g,忍冬藤 10g,蒲公英 10g

川萆薢 10g,土茯苓 15g,白鲜皮 10g,制蛇床子 6g

希恩综合征

◎ 医案

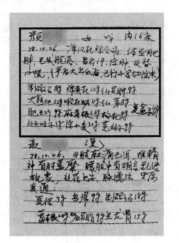

颜某,女,成。

1978 年 10 月 26 日。

席汉氏综合征(希恩综合征),体型肥胖,毛发脱落,易汗出,浮肿,头昏,心慌
(产后大出血后,已行子宫切除术。)

制磁石 18g,大熟地 12g,肥玉竹 9g,北五味子 3g

绵黄芪 12g,煅牡蛎 15g,麻黄根 2.4g,浮小麦 30g

淫羊藿 9g,仙茅 6g,枸杞 9g,菟丝子 9g

覆盆子 9g

【按】本医案见原件上半部的加框部分。

男科

前列腺炎

◎ **医案**

蔡某,男,成。

1985 年 12 月 22 日。

目前反复出现小腹坠痛,尿道痛,小便淋沥不净。查前列腺液:卵磷脂小体(+),白细胞(++),尿液 4 ～ 5 次。

败酱草 12g,白蔹 6g,金樱子 15g,炒黄柏 4.5g

桃仁 6g,红花 3g,王不留行 6g,煨川楝子 4.5g

丹参 10g,泽兰 10g,制乳没(各)9g,炒五灵脂 10g

荔枝核 9g

14 剂。

【按】前列腺液正常值:卵磷脂小体(++++),白细胞(-)。患者卵磷脂小体明显减少,白细胞明显增多,提示有前列腺炎存在。

1986 年 1 月 5 日。

药后睾丸胀痛已弭,唯仍感小腹坠胀,尿道疼痛,小便淋沥不净。

败酱草 12g,桃仁 6g,川萆薢 10g,白蔹 6g

红花 3g,萹蓄 6g,金樱子 15g,王不留行 6g

制乳没(各)9g,炒黄柏 4.5g,煨川楝子 4.5g,炒五灵脂 10g

荔枝核 9g

7 剂。

1986 年 1 月 19 日。

小腹坠痛减轻,睾丸已不痛,夜尿减 1 ～ 2 次。

桃仁 6g,红花 3g,川楝子 4.5g,王不留行 6g

丹参 10g,泽兰 10g,制乳没(各)9g,炒五灵脂 10g

川萆薢 10g,萹蓄 6g,蒲公英 10g,炒黄柏 4.5g

败酱草 4.5g

14 剂。

1986 年 4 月 6 日。

活动量大时少腹隐痛,经常腰酸,晨起口干,小溲已能畅解。偶尔仍有失禁或解不净感现象。

桃仁 6g,红花 3g,王不留行 6g,川楝子 4.5g

赤芍 12g,败酱草 12g,制乳没(各)9g,炒五灵脂 10g

桑螵蛸 9g,煅牡蛎 12g,金樱子 15g,覆盆子 10g

炒黄柏 4.5g

7 剂。

不育症

◎ 医案 1

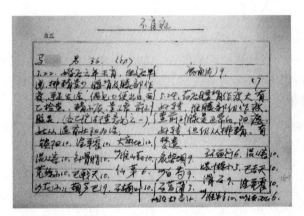

马某,男,36 岁。

1982 年 3 月 22 日。初诊。

婚后 6 年未育。性交后早泄,排精量少。腰背及膝部作酸,手足发凉。偶见小便出白。西医检查,精子质、量正常,前列腺炎(各医院检查意见不一)。姑从温肾壮阳为治。

锁阳 10g,淡肉苁蓉 10g,菟丝子 10g,沙苑子 10g

淫羊藿 10g,补骨脂 10g,巴戟天 10g,胡芦巴 9g

大熟地 12g,炒怀山药 10g,仙茅 6g,石楠叶 10g

鹿角片 9g

7 剂。

1982 年 5 月 24 日。

药后腰背作酸大有好转。唯膝部仍作酸,查前列腺是正常的,阳痿好转,但仍从未排精,有梦遗。

炙柴胡 9g,炒白芍 9g,石菖蒲 3g,炒陈枳壳 5g

王不留行 6g,煨川楝子 5g,滑石 9g,炒怀牛膝 10g

淡肉苁蓉 10g,巴戟天 10g,淫羊藿 10g,炒续断 6g

【按】影印件"阳痿好转,但仍从排精",应为"阳痿好转,但仍从未排精",脱"未"。

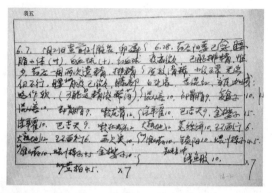

1982 年 6 月 7 日。

5 月 23 日查前列腺炎,卵磷脂小体(+++),白细胞(+),红细胞少。药后 1 周两次遗精,排精仍不行,腰背酸已微,膝部略作软(可能是精液稀薄)。

淡肉苁蓉 10g,淫羊藿 10g,大熟地 12g,炒怀山药 10g

补骨脂 9g,巴戟天 9g,王不留行 6g,煨川楝子 4.5g

煅龙骨 12g,煅牡蛎 12g,苏芡实 10g,金樱子 10g

炒黄柏 4.5g

7 剂。

1980 年 6 月 28 日。

药后阳痿已愈,腰酸亦微,已能排精,唯质较清稀。小便正常,无出白现象,舌淡红。守原加减。

淡肉苁蓉 10g,淫羊藿 10g,大熟地 12g,炒怀山药 10g

补骨脂 9g,巴戟天 9g,菟丝子 10g,锁阳 10g

覆盆子 10g,金樱子 15g,王不留行 6g,煨川楝子 4.5g

线鱼胶(另炖,分冲)10g

7 剂。

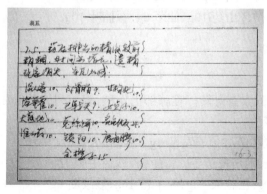

1982 年 7 月 5 日。

药后排出的精液较前稍稠,时间亦增长,遗精现象消失。守原加减。

淡肉苁蓉 10g,淫羊藿 10g,大熟地 12g,怀山药 10g

补骨脂 9g,巴戟天 9g,菟丝子 10g,锁阳 10g

甘枸杞 10g,女贞子 10g,炙龟板 24g,鹿角胶 10g

金樱子 15g

◎ 医案 2

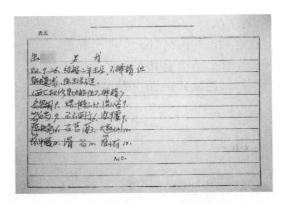

朱某,男,成。

1982 年 9 月 26 日。

结婚 2 年未孕,不排精,但有时遗泄,性生活不适。西医拟诊:功能性不排精。

炙柴胡 9g,炒白芍 9g,炒陈枳壳 6g,炒怀牛膝 10g

煨川楝子 4.5g,王不留行 6g,石菖蒲 3g,滑石 10g

淡肉苁蓉 9g,淫羊藿 9g,大熟地 10g,炒怀山药 10g

10 剂。

◎ 医案 3

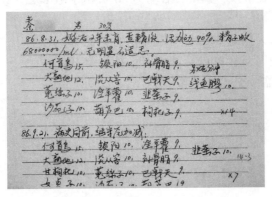

秦某,男,30 岁。

1986 年 8 月 31 日。

婚后 2 年未育,查精液,活动力 40%,精子数 68×10^6/ml,无明显不适感。

何首乌 15g,大熟地 12g,菟丝子 10g,沙苑子 10g

锁阳 10g,淡肉苁蓉 10g,淫羊藿 10g,胡芦巴 10g

补骨脂 9g,巴戟天 9g,韭菜子 9g,枸杞子 9g

另:线鱼胶(另炖,分冲)10g

14 剂。

1986 年 9 月 21 日。

病史同前。继守原加减。

何首乌 15g,大熟地 12g,甘枸杞 10g,女贞子 10g

锁阳 10g,淡肉苁蓉 10g,菟丝子 10g,沙苑子 10g

淫羊藿 9g,补骨脂 9g,巴戟天 9g,胡芦巴 9g

韭菜子 10g

7 剂。

1986 年 10 月 12 日。

9 月底查精液常规:量 4ml,活动力 80%,精子数 88.2×10^6/ml。前列腺液检查(-)。

何首乌 15g,大熟地 12g,甘枸杞 10g,女贞子 10g

锁阳 10g,淡肉苁蓉 10g,菟丝子 10g,沙苑子 10g

仙茅 6g,覆盆子 10g,淫羊藿 10g,巴戟天 10g

韭菜子 10g

7 剂。

儿科

小儿感冒

◎ 医案

陆某,男,3岁。

1981年2月9日。

发热三朝,入夜热盛,有汗不解。稍有呛咳,食欲不启,亦不欲饮。溲少。脉濡稍数。姑以轻清宣上为治。

冬桑叶6g,炒牛蒡子4.5g,香白芷6g,薄荷1.5g

鱼腥草10g,淡黄芩4.5g,青蒿9g,金银花9g

苦桔梗6g,射干3g,紫菀6g,炙款冬花4.5g

佩兰9g

3剂。

咳嗽

◎ 医案

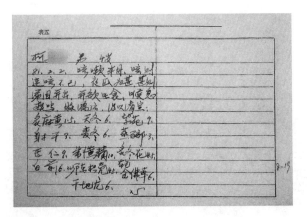

柯某,男,4 岁。

1981 年 2 月 2 日。

咳嗽半月,咳则连咳不已,夜卧为甚,甚则涕泪并出,并欲吐食,喉息痰鸣。脉濡弦。治以清宣。

炙麻黄 1.5g,射干 3g,杏仁 9g,白前 6g

天冬 6g,麦冬 6g,制黄精 10g,炒陈枳壳 4.5g

紫菀 9g,蒸百部 3g,炙款冬花 4.5g,金沸草(布包)6g

干地龙 6g

5 剂。

喘证

◎ 医案

袁某,男,5 岁半。

1981 年 11 月 22 日。

支气管哮喘病史,每于受凉,即咳嗽频频,喉中有痰,卧则鸣响。治宜散风祛邪,清肃肺金。

前胡 4.5g,苦桔梗 9g,杏仁 9g,白前 6g

玉苏子 6g,甜葶苈子 6g,淡干姜 4.5g,北五味子 3g

紫菀 9g,蒸百部 3g,款冬花 4.5g,瓜蒌皮 9g

冰糖 10g

5 剂。

疳积

◎ 医案

吴某,女,2.5 岁。

1983 年 5 月 22 日。

夜间盗汗,厌食,形体消瘦。

乌梅肉 2.5g,川椒红(去闭口,炒)1g,炒胡黄连 3g,使君子肉 4.5g

槟榔 6g,芜荑 4.5g,砂仁 4.5g,陈皮 6g

鸡内金 9g,干蟾皮 4.5g,炒山楂 6g,炒陈六神曲 9g

苦楝根皮 6g

【按】川椒红(去闭口,炒):《本草备要》秦产名秦椒,俗名花椒,实稍大;蜀产肉浓皮皱为川椒。川椒捣后,去里面黄壳,取红用,即川椒红。川椒"闭口者杀人",故闭口的川椒不用。

厌食症

◎ 医案

马某,男,3 岁。

1983 年 10 月 9 日。

夜间盗汗,睡着磨牙,食欲欠佳,喜吃香、焦食品,面肢轻浮,面黄,形瘦。

绵黄芪(蜜炙)10g,防风(蜜炙)4.5g,川桂枝 4.5g,炒白芍 6g

鸡内金 9g,干蟾皮 4.5g,芜荑 4.5g,雷丸 6g

乌梅肉 3g,炒胡黄连 4.5g,炒山楂 6g,炒陈六神曲 10g

5 剂。

眼、耳、鼻、咽喉、口腔科

眼科疾病

◎ 医案 1

程某,男,成。

1986 年 1 月 19 日。

眼科拟诊:中心性视网膜炎。右眼视力模糊。右眼 2% 新福林扩瞳后查:视乳头(-),黄斑部色素紊乱,伴有黄白色点状渗出,中间近光区消失。视力:右 1.2,左 1.5。近视力:右 0.2,左 0.6。感觉右眼视力模糊,视物似凹进去及黑圈感,眼珠略胀、干涩。

何首乌 12g,昆布 6g,夏枯草 10g,大熟地 12g

海藻 6g,木贼草 6g,山萸肉 6g,石决明 12g

密蒙花 9g,北五味子 3g,草决明 9g,谷精草 10g

上官桂 2.5g

7 剂。

1986 年 1 月 25 日。

药后明显好转,视物时凹进去感及黑圈感均消失,右眼干涩好转,目胀消失。

何首乌 12g,昆布 6g,甘枸杞 10g,大熟地 12g

海藻 6g,女贞子 10g,山萸肉 6g,石决明 12g

密蒙花 10g,北五味子 3g,草决明 9g,谷精草 10g

夏枯草 10g

7 剂。

1986 年 4 月 6 日。

右眼视物明显好转,已能看《参考消息》,目珠发胀消失。

何首乌 12g,甘枸杞 10g,千里光 10g,大熟地 12g

女贞子 10g,决明子 6g,山萸肉 6g,桑椹仁 10g

木贼草 6g,北五味子 3g,野料豆 10g,谷精草 10g

7 剂。

复诊。

药后右眼视物感轻松,视物较前清晰。

何首乌 12g,甘枸杞 10g,千里光 10g,大熟地 12g

桑椹仁 10g,夜明砂 10g,山萸肉 6g,决明子 6g

木贼草 6g,北五味子 3g,女贞子 10g,谷精草 10g

密蒙花 10g

7剂。

1986 年 9 月 20 日。

右眼视力 1.0。无头昏,偶感腰酸胀消失。

何首乌 12g,甘枸杞 10g,夜明砂 10g,大熟地 12g

桑椹仁 10g,谷精草 10g,山萸肉 6g,女贞子 10g

菟丝子 10g,北五味子 3g,薏仁 6g,炒续断 6g

黑豆皮 15g。

◎ 医案 2

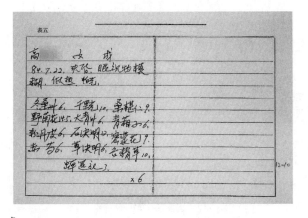

高某,女,成。

1984 年 7 月 22 日。

头昏,眼视物模糊,低热,怕光。

冬桑叶 6g,野菊花 4.5g,粉丹皮 6g,赤芍 6g

千里光 10g,大青叶 6g,石决明 12g,草决明 6g

桑椹仁 9g,青葙子 6g,密蒙花 9g,谷精草 10g

蝉蜕 3g

6剂。

分泌性中耳炎

◎ 医案

程某。

1983 年 8 月 21 日。

近日感冒,咳嗽,咯痰,色白,两耳闭气,喉痒。拟方。

冬桑叶 6g,炒牛蒡子 6g,香白芷 6g,薄荷 1.5g

玉苏子 6g,射干 3g,杏仁 9g,白前 9g

瓜蒌皮 9g,苦桔梗 9g,紫菀 9g,炙款冬花 4.5g

荆芥穗 4.5g

7 剂。

【按】该患者(程某)患肺癌,在王任之先生处长期服药。就诊期间新病感冒咳嗽,两耳闭气,故将此案归于"眼、耳、鼻、咽喉、口腔科·分泌性中耳炎"。

1983 年 8 月 28 日。

药后咳嗽减轻,咯痰已少,唯两耳仍闭气。

冬桑叶 6g,炒牛蒡子 6g,香白芷 6g,薄荷 1.5g

玉苏子 6g,射干 3g,杏仁 9g,白前 9g

苦桔梗 9g,紫菀 9g,蒸百部 3g,炙款冬花 4.5g

葛根 30g

7 剂。

1983 年 9 月 4 日。

咳嗽、两耳闭气已弭。药后感冒已愈。唯仍气急，上楼气喘，心慌，咯痰色灰。

潞党参 10g，炙黄芪 10g，肥玉竹 10g，北五味子 3g

补骨脂 9g，胡桃肉 9g，紫菀 9g，炙款冬花 4.5g

海蛤粉 10g，青黛(包)3g，杏仁 9g，白前 9g

佛耳草 6g

7 剂。

1983 年 9 月 11 日。

因天气骤凉，咳嗽复甚，气短不续，乏力，怕冷。两耳复又闭气。

何首乌 12g，大熟地 12g，潞党参 10g，绵黄芪 10g

生白术 6g，制附片 9g，补骨脂 9g，胡桃肉 9g

炙远志肉 6g，益智仁 3g，白果(去壳)8 个，北五味子 3g

佛耳草 6g

7 剂。

1983 年 9 月 18 日。

处方。症状依然。

何首乌 12g,大熟地 12g,潞党参 10g,绵黄芪 10g

海蛤粉 10g,石斛 9g,冬虫夏草 6g,北五味子 3g

淫羊藿 10g,巴戟天 10g,杏仁 9g,白前 9g

佛耳草 6g

7 剂。

1983 年 10 月 9 日。

药后症减,唯气短,手术处紧缩疼痛。

制磁石 18g,大熟地 12g,肥玉竹 10g,北五味子 3g

党参 10g,黄芪 10g,制黄精 10g,胡桃肉 10g

紫菀 9g,蒸百部 3g,炙款冬花 4.5g,佛耳草 6g

7 剂。

【按】本医案见原件加框部分。

面瘫、眩晕、耳鸣案

◎ 医案

马某,男。

1979 年 12 月 20 日。初诊。

患者因拟诊"急性化脓性中耳炎伴发迷路炎?"于 11 月 5 日入五官科住院,11 月 23 日又拟诊多发性神经炎,转入神经内科,治疗后有所好转,吞咽困难恢复正常,右耳听觉逐渐恢复。刻则两眼及嘴唇仍闭合不全,口角流水,左耳鸣响较甚,并闭气,头脑昏晕,行动需人扶持。脉弦。水不涵木,风阳上扰清空,拟滋肾、柔肝、清上为治。

炙龟板 20g,炙远志 6g,覆盆子 10g,北五味子 3g

石菖蒲 3g,花龙骨 12g,夏枯草 10g,苦丁茶 6g

制磁石 20g,干地黄 12g,香白芷 6g,川木通 3g

葛根 30g

1979 年 12 月 27 日。二诊。

嘴唇已能闭合,口角流水好转,唯两眼仍不能闭合,左耳鸣响闭气,与前仿佛,行动仍觉眩晕,需人扶持,脉弦。守原加减。

减:夏枯草,苦丁茶。

加:珍珠母 24g,生牡蛎 24g。

1980 年 1 月 3 日。三诊。

两眼仍稍不能闭合,左耳鸣响较轻,头晕有所好转,行动已不需扶持。脉濡弦。仍守原意以治。

炙龟板 24g,珍珠母 24g,生牡蛎 24g,白蒺藜 10g

炙远志肉 6g,石菖蒲 3g,野料豆 10g,女贞子 10g

制磁石 18g,干地黄 12g,覆盆子 10g,五味子 3g

【按】王老临证医语谓:野料豆与女贞子均补肾,山萸肉与五味子均治耳鸣响。山萸肉缺药时,可用覆盆子代山萸肉医治耳鸣响。

耳眩晕（梅尼埃病）

◎ 医案 1

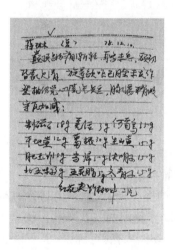

蒋某。

1978 年 12 月 10 日。复诊。

巅顶跳动渐轻,耳鸣未息,头仍昏蒙欠清,旋晕欲呕已月余未发作,登楼仍心慌气短。脉濡稍数。守原加减。

制磁石 18g,干地黄 12g,肥玉竹 10g,北五味子 3g

羌活 3g,葛根 30g,当归 5g,五灵脂 5g

何首乌 15g,生山楂 15g,决明子 15g,冬青子 15g

红花夹竹桃叶二片

◎ 医案 2

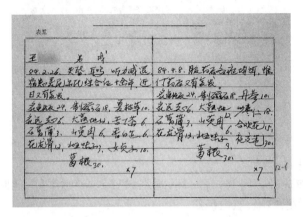

王某,男,成。

1984 年 2 月 26 日。

头昏,耳鸣,听力减退,宿患美尼尔氏综合征(梅尼埃综合征)十余年,近日又有复发。

炙龟板 24g,炙远志肉 6g,石菖蒲 3g,花龙骨 12g

制磁石 18g,大熟地 12g,山萸肉 6g,北五味子 3g

夏枯草 10g,苦丁茶 6g,香白芷 6g,女贞子 10g

葛根 30g

7 剂。

1984 年 4 月 8 日。

服药后各症均弭,唯停药后又有复发。

炙龟板 24g,炙远志肉 6g,石菖蒲 3g,花龙骨 12g

制磁石 18g,大熟地 12g,山萸肉 6g,北五味子 3g

丹参 10g,炒酸枣仁 18g,合欢花 15g,首乌藤 30g

葛根 30g

7 剂。

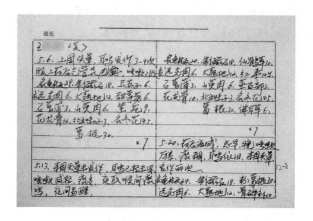

1984 年 4 月 15 日。

药后头昏减轻,耳鸣时好时坏,睡眠欠安,昨晚睡眠好,能睡 6 小时左右。最近气管炎复发,咳嗽,咳白色痰。

海蛤粉 10g,青黛(包)3g,苦桔梗 9g,瓜蒌皮 9g

玉苏子 6g,射干 3g,杏仁 9g,白前 9g

甜葶苈子 6g,北五味子 3g,紫菀 9g,款冬花 4.5g

金沸草 6g

7 剂。

1984 年 4 月 22 日。

药后咳嗽减轻,唯仍咽干,痰不易咯出,口干欲饮,寐仍欠佳。

海浮石 6g,射干 3g,杏仁 9g,白前 9g

瓜蒌仁 9g,苦桔梗 9g,浙贝母 9g,马兜铃 9g

玉苏子 6g,甜葶苈子 6g,紫菀 9g,炙款冬花 4.5g

北五味子 3g

7 剂。

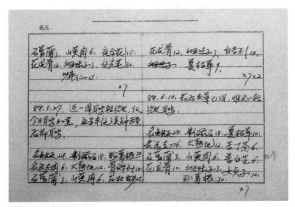

1984 年 5 月 6 日。复诊。

上周头晕,耳鸣发作 3 ~ 4 次,服上药后气管炎、咳嗽已微。

炙龟板 24g,炙远志肉 6g,石菖蒲 3g,花龙骨 12g

制磁石 18g,大熟地 12g,山萸肉 6g,北五味子 3g

玉苏子 6g,甜葶苈子 6g,紫菀 9g,炙款冬花 4.5g

葛根 30g

7 剂。

1984 年 5 月 13 日。

本周头晕未发作,耳鸣已轻未弭,咳嗽减轻,痰多,夜卧喉间痰鸣,夜间易醒。

炙龟板 20g,炙远志肉 6g,石菖蒲 3g,花龙骨 10g

制磁石 18g,大熟地 12g,山萸肉 6g,北五味子 3g

仙鹤草 30g,红枣 10 个,蒸百部 3g,炙款冬花 4.5g

葛根 30g,佛耳草 6g

7 剂。

1984 年 5 月 20 日。

药后症减,感觉早、晚咳嗽厉害,痰稠,耳鸣依旧,本周头晕发作两次。

炙龟板 24g,炙远志肉 6g,石菖蒲 3g,花龙骨 12g

制磁石 18g,大熟地 12g,山萸肉 6g,北五味子 3g

粉葛根 30g,骨碎补 10g,夜合花 15g,首乌藤 30g

炒酸枣仁 15g

7 剂。

1984 年 5 月 27 日。

近 1 周耳鸣轻微,仅今日耳鸣加重,每当半夜 3 点钟醒后即耳鸣。

炙龟板 24g,炙远志肉 6g,石菖蒲 3g,花龙骨 12g

制磁石 18g,大熟地 12g,山萸肉 6g,北五味子 3g

粉葛根 30g,骨碎补 10g,左牡蛎 15g,白蒺藜 10g

夏枯草 9g

14 剂。

1984 年 6 月 10 日。

药后头晕已弭,唯感轻微耳鸣。

炙龟板 24g,炙远志肉 6g,石菖蒲 3g,花龙骨 10g

制磁石 18g,大熟地 12g,山萸肉 6g,北五味子 3g

夏枯草 10g,苦丁茶 6g,香白芷 6g,女贞子 10g

粉葛根 30g

7 剂。

耳鸣耳聋

◎ 医案 1

江某,男,成。

1984 年 4 月 22 日。

去年患胸膜炎,注射链霉素后,双耳鸣,如虫叫,听力正常,入睡时双耳更鸣。

炙龟板 24g,炙远志肉 6g,石菖蒲 3g,花龙骨 10g

制磁石 18g,大熟地 12g,覆盆子 10g,北五味子 3g

夏枯草 10g,苦丁茶 6g,骨碎补 10g,女贞子 10g

粉葛根 30g

7 剂。

1984 年 4 月 29 日。

日来头昏,头痛,双耳鸣如故,失眠。

炙龟板 24g,炙远志肉 6g,石菖蒲 3g,花龙骨 12g

制磁石 18g,大熟地 12g,覆盆子 10g,北五味子 3g

夏枯草 10g,葛根 30g,金毛狗脊 10g,炒怀牛膝 10g

首乌藤 30g,夜合花 15g

7 剂。

1984 年 5 月 6 日。

药后晨起耳鸣减轻,夜间耳鸣明显,腰酸。

炙龟板 24g,炙远志肉 6g,石菖蒲 3g,花龙骨 12g

制磁石 18g,大熟地 12g,覆盆子 10g,北五味子 3g

丹参 10g,炒酸枣仁 15g,合欢花 15g,首乌藤 30g

骨碎补 10g

7 剂。

1984 年 5 月 13 日。

药后症减,腰酸见轻,睡眠好转。

炙龟板 24g,炙远志肉 6g,石菖蒲 3g,花龙骨 12g

制磁石 18g,大熟地 12g,覆盆子 10g,北五味子 3g

粉葛根 30g,骨碎补 10g,炙金毛狗脊 10g,炒怀牛膝 10g

夜合花 15g,首乌藤 30g

7 剂。

1984 年 5 月 20 日。

药后耳鸣,腰酸,失眠,均见显著好转,唯感两颞头痛。

炙龟板 24g,炙远志肉 6g,石菖蒲 3g,花龙骨 10g

制磁石 18g,大熟地 12g,覆盆子 10g,北五味子 3g

夏枯草 10g,蔓荆子 6g,葛根 30g,女贞子 10g

骨碎补 10g

7 剂。

1984 年 5 月 27 日。

近 1 周来两颞头痛,右耳鸣。

炙龟板 24g,炙远志肉 6g,石菖蒲 3g,花龙骨 10g

制磁石 18g,大熟地 12g,覆盆子 10g,北五味子 3g

夏枯草 10g,蔓荆子 6g,蜈蚣 2 条,双钩藤(后下)10g

骨碎补 10g

7 剂。

1984 年 6 月 3 日。

炙龟板 24g,炙远志肉 6g,石菖蒲 3g,花龙骨 10g

制磁石 18g,大熟地 12g,覆盆子 9g,北五味子 3g

粉葛根 30g,骨碎补 10g,香白芷 6g,炒川芎 3g

蜈蚣 2 条,双钩藤(后下)10g

7 剂。

1984 年 6 月 10 日。

头痛已弭,耳鸣依然。

炙龟板 24g,炙远志肉 6g,石菖蒲 3g,花龙骨 10g

制磁石 18g,大熟地 12g,覆盆子 10g,北五味子 3g

粉葛根 30g,骨碎补 10g,野料豆 10g,女贞子 3g

蜈蚣 2 条,双钩藤(后下)10g

7 剂。

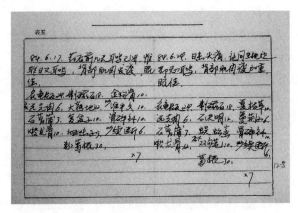

1984 年 6 月 17 日。

药后前几天耳鸣已弭,唯昨日又耳鸣,背部肌肉发酸,眠佳。

炙龟板 24g,炙远志肉 6g,石菖蒲 3g,煅龙骨 10g

制磁石 18g,大熟地 12g,覆盆子 10g,北五味子 3g

金毛狗脊 10g,炒怀牛膝 10g,骨碎补 10g,炒续断 6g

粉葛根 30g

7 剂。

1984 年 6 月 24 日。

日来头痛,夜间在枕边即感耳鸣,背部肌肉酸加重,眠佳。

炙龟板 24g,炙远志肉 6g,石菖蒲 3g,煅龙骨 12g

制磁石 18g,石决明 12g,蜈蚣 2 条,双钩藤(后下)10g

夏枯草 10g,蔓荆子 6g,骨碎补 10g,炒续断 6g

葛根 30g

7 剂。

◎ 医案 2

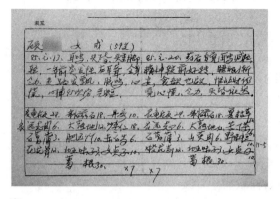

顾某,女,59 岁。

1985 年 1 月 13 日。

耳鸣,头昏,头重脚轻。1 年前突发性左耳聋,全身乏力,走路发飘,脑鸣,心慌,心率 95 次 /min,气短。

炙龟板 24g,炙远志肉 6g,石菖蒲 3g,花龙骨 12g

制磁石 18g,大熟地 12g,肥玉竹 10g,北五味子 3g

丹参 10g,炒酸枣仁 18g,赤白芍(各)6g,女贞子 10g

葛根 30g

7 剂。

1985 年 1 月 20 日。

药后自觉耳鸣减轻,精神较前好转,睡眠渐安,食欲也启,唯动时仍觉心慌,乏力,头昏依然。

炙龟板 24g,炙远志肉 6g,石菖蒲 3g,煅龙齿 12g

制磁石 18g,大熟地 12g,山萸肉 6g,北五味子 3g

夏枯草 10g,苦丁茶 6g,野料豆 10g,女贞子 10g

葛根 30g

7 剂。

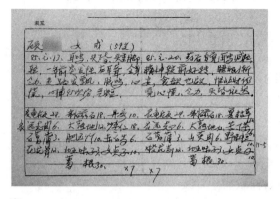

1985 年 1 月 27 日。

上周睡眠欠佳,颈背部发酸,大便多而溏,烦躁易怒。

炙龟板 24g,炙远志肉 6g,石菖蒲 3g,煅龙齿 12g

制磁石 18g,大熟地 12g,山萸肉 6g,北五味子 3g

丹参 10g,炒酸枣仁 15g,夜合花 15g,首乌藤 30g

葛根 30g

7 剂。

1985 年 3 月 10 日。

耳鸣、头晕、气短较前好转,唯脑鸣较甚。

炙龟板 24g,炙远志肉 6g,石菖蒲 3g,花龙骨 12g

制磁石 18g,大熟地 12g,山萸肉 6g,北五味子 3g

夏枯草 10g,苦丁茶 6g,香白芷 6g,女贞子 10g

炒川芎 3g,川木通 3g

14 剂。

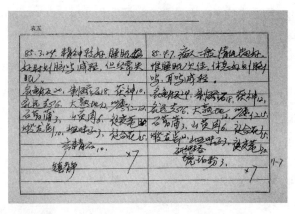

1985 年 3 月 24 日。

精神较好,睡眠好时则脑鸣减轻,但经常失眠。

炙龟板 20g,炙远志肉 6g,石菖蒲 3g,煅龙齿 10g

制磁石 18g,大熟地 12g,山萸肉 6g,北五味子 3g

茯神 10g,炒酸枣仁 12g,首乌藤 20g,夜合花 15g

玄精石 10g

7 剂。

1985 年 4 月 7 日。

病人一般情况尚好,唯睡眠欠佳,休息好则脑鸣、耳鸣减轻。

炙龟板 24g,炙远志肉 6g,石菖蒲 3g,煅龙齿 12g

制磁石 18g,大熟地 12g,山萸肉 6g,北五味子 3g

茯神 12g,炒酸枣仁 15g,夜合花 15g,首乌藤 30g

琥珀粉(研细末,吞)3g
7 剂。

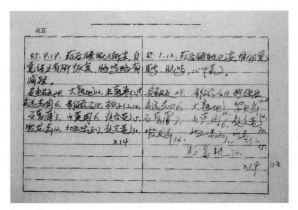

1985 年 4 月 14 日。

药后睡眠渐安,自觉体力有所恢复,脑鸣略有减轻。

炙龟板 24g,炙远志肉 6g,石菖蒲 3g,煅龙齿 12g

大熟地 12g,制磁石 18g,山萸肉 6g,北五味子 3g

生熟酸枣仁(各)18g,柏子仁 10g,夜合花 15g,首乌藤 30g

14 剂。

1985 年 5 月 12 日。

药后睡眠已安,唯仍觉耳鸣,脑鸣,心慌。

炙龟板 24g,炙远志肉 6g,石菖蒲 3g,煅龙齿 12g

制磁石 18g,大熟地 12g,山萸肉 6g,北五味子 3g

珍珠母 20g,紫贝齿 12g,首乌藤 30g,炒酸枣仁 15g

粉葛根 30g

14 剂。

1985 年 5 月 26 日。

近日病情较前加重,睡眠欠佳,总心慌,气短,易疲劳。

炙龟板 24g,炙远志肉 6g,石菖蒲 3g,煅龙齿 10g

至磁石 18g,干地黄 12g,肥玉竹 10g,北五味子 3g

党参 10g,炙黄芪 10g,夜合花 15g,首乌藤 30g

生熟枣仁(各)18g

7 剂。

1985 年 6 月 2 日。

药后效佳,唯觉入睡不沉,头昏昏沉沉不适感。

珍珠母 20g,煅龙齿 10g,朱茯神 10g,炙远志肉 6g

制磁石 18g,干地黄 12g,肥玉竹 10g,北五味子 3g

潞党参 10g,绵黄芪 10g,柏子仁 10g,炒酸枣仁 15g

夜合花 15g,首乌藤 30g

14 剂。

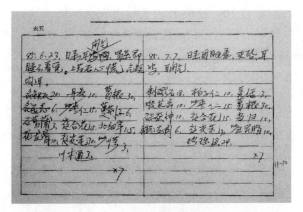

1985 年 6 月 23 日。

日来耳闭气,喝茶即睡不着觉。上药后心慌、气短均瘥。

炙龟板 20g,炙远志 6g,石菖蒲 3g,花龙骨 10g

丹参 10g,炒酸枣仁 15g,夜合花 15g,首乌藤 30g

葛根 30g,蔓荆子 6g,北细辛 1.5g,炒川芎 3g

川木通 3g

7 剂。

1985 年 7 月 7 日。

日来因眠差,头昏,耳鸣,耳闭气。

制磁石 18g,煅龙齿 10g,朱茯神 10g,炙远志肉 6g

柏子仁 10g,炒酸枣仁 15g,夜合花 15g,首乌藤 30g

羌活 3g,葛根 30g,当归 10g,炒五灵脂 10g

珍珠母 24g

7剂。

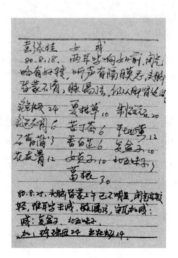

1985年9月22日。复诊。

停药20多天,仍感头昏,耳鸣,颈酸,但活动自如,全身乏力,心中常感不安。

珍珠母24g,煅龙齿10g,茯神10g,炙远志6g

丹参10g,生熟酸枣仁(各)12g,夜合花15g,首乌藤30g

羌独活(各)9g,葛根30g,藁本3g,蔓荆子6g

北细辛1.5g,炒川芎3g

14剂。

◎ 医案3

彭某,女,成。

1980年8月18日

两耳鸣响如前,闭气略有好转,听声有隔膜感,头脑昏蒙不清。脉濡弦。仍从肝肾论治。

炙龟板24g,炙远志肉6g,石菖蒲3g,花龙骨12g

夏枯草 10g,苦丁茶 6g,香白芷 6g,女贞子 10g

制磁石 20g,干地黄 12g,覆盆子 10g,北五味子 3g

葛根 30g

1980 年 8 月 25 日。

头脑昏蒙上午已不明显,闭气亦较轻,唯耳鸣未减。脉濡弦。守原加减。

减:覆盆子,北五味子。

加:珍珠母 24g,生牡蛎 24g。

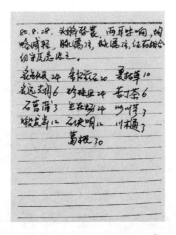

1980 年 8 月 28 日。

头脑昏蒙,两耳鸣响,均略减轻,脉濡弦。证药相合,仍守原意治之。

炙龟板 24g,炙远志 6g,石菖蒲 3g,煅龙齿 12g

制磁石 20g,珍珠母 24g,生牡蛎 24g,石决明 12g

夏枯草 10g,苦丁茶 6g,炒川芎 3g,川木通 3g

葛根 30g

◎ 医案 4

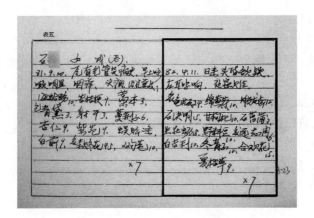

石某,女,成(老)。

1982 年 4 月 11 日。

日来头昏欲跌,左耳鸣响,夜寐欠佳。

炙龟板 24g,石决明 15g,生牡蛎 18g,白蒺藜 10g

绵黄芪 10g,甘枸杞 10g,野料豆 10g,冬青子 10g

煅龙齿 12g,石菖蒲 3g,远志肉 6g,合欢花 15g

夏枯草 9g

7 剂。

【按】本医案见原件右侧加框部分。

鼻炎

◎ 医案 1

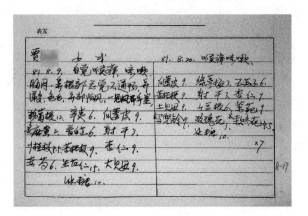

贾某,女,成。

1981 年 8 月 9 日。

自觉喉痒,咳嗽,胸闷。鼻根部感觉不通畅,鼻涕多,色白。鼻部怕风,一见风即鼻塞。

粉葛根 12g,炙麻黄 2g,川桂枝 4.5g,赤芍 6g

辛夷 6g,香白芷 6g,苦桔梗 9g,生薏苡仁 15g

瓜蒌皮 9g,射干 3g,杏仁 9g,大贝母 9g

冰糖 10g

1981 年 8 月 20 日。

喉痒咳嗽。

瓜蒌皮 9g,苦桔梗 9g,土贝母 9g,炙马兜铃 9g

绿萼梅 3g,射干 3g,山豆根 6g,玫瑰花 3g

玉苏子 6g,杏仁 9g,紫菀 9g,炙款冬花 4.5g

冰糖 10g

7 剂。

◎ 医案 2

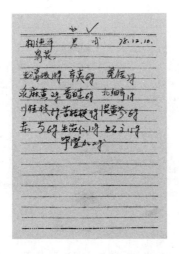

相某,男,成。

1978 年 12 月 10 日。

鼻炎。

粉葛根 18g,炙麻黄 2g,川桂枝 8g,赤芍 6g,

辛夷 6g,香白芷 6g,苦桔梗 9g,生薏苡仁 12g

羌活 3g,北细辛 1g,淡黄芩 6g,生石膏 15g

荜澄茄 2g

鼻 渊

◎ 医案 1

李某,女,成。

1981 年 2 月 9 日。一诊。

昨日起又鼻塞不通,流清涕,并有稠涕自喉腭间咯出,头额昏胀,脉濡弦。此鼻渊之类,拟予加味葛根汤出入。

粉葛根 30g,炙麻黄 4.5g,川桂枝 4.5g,赤芍 6g

辛夷 6g,白芷 6g,苦桔梗 9g,生薏苡仁 12g

羌活 3g,防风 4.5g,淡黄芩 6g,薄荷 1.5g

1981 年 2 月 12 日。二诊。

鼻仍不通,余症好转。守原加减。

减:淡黄芩,薄荷。

加:苍耳子 4.5g,鹅不食草 6g。

5 剂。

◎ 医案 2

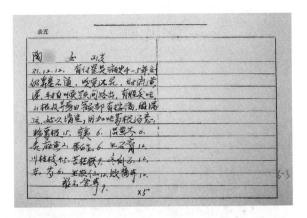

陶某,女,21 岁。

1981 年 12 月 12 日。

有副鼻窦炎病史 4 ~ 5 年。刻仍鼻塞不通,嗅觉不灵。时流黄涕,时自喉腭间咯出,有腥臭味。山根及鼻旁由颧部有按痛,脉濡弦。姑以清宣,用加味葛根汤意。

粉葛根 15g,炙麻黄 2g,川桂枝 4.5g,赤芍 6g

辛夷 6g,香白芷 6g,苦桔梗 9g,生薏苡仁 12g

淡黄芩 6g,生石膏 12g,冬瓜子 12g,败酱草 12g

鹅不食草 9g

5 剂。

【按】原件“山根及鼻旁由颧部有按痛”,当为“山根及鼻旁及颧部有按痛”,“山根及鼻旁及颧部”,为上颌窦炎的上颌窦前壁压痛区。

鼻出血

◎ 医案 1

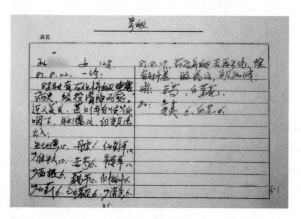

孙某,女,12 岁。

1981 年 8 月 22 日。一诊。

8 岁时有右侧鼻衄病史,经投清降而愈。近又复发,甚则并自喉腭咽下。脉濡弦。仍守原意出入。

生地黄 15g,炒怀牛膝 10g,炒茜草 6g,炒小蓟 6g

丹皮 6g,赤芍 6g,藕节 15g,白茅花(包)6g

仙鹤草 10g,旱莲草 10g,侧柏叶 6g,炒蒲黄 6g

6 剂。

1981 年 8 月 29 日。

药后鼻衄未再出现,唯有时鼻塞,脉濡弦。守原加减。

减:赤芍,白茅花。

加:辛夷 6g,白芷 6g。

◎ 医案 2

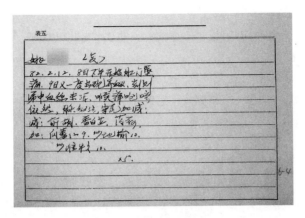

姚某。复诊。

1982 年 2 月 12 日。

8 日下午开始肛门坠痛,9 日又一度出现鼻衄,刻则涕中血丝未弭,喉痒呛咳依然,脉细弦。守原加减。

减:前胡,香白芷,薄荷。

加:瓜蒌仁 9g,炒地榆 10g,炒怀牛膝 10g。

5 剂。

咽炎

◎ 医案 1

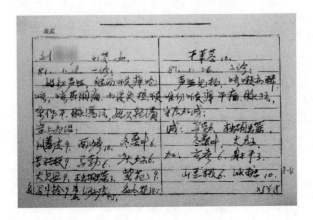

刘某,女,41 岁。

1981 年 1 月 19 日。一诊。

始初声哑,继而喉痒呛咳,咳甚胸痛,小溲失控,喉系作干,脉濡弦。始以轻清宣上为治。

瓜蒌皮 9g,苦桔梗 9g,大贝母 9g,炙马兜铃 9g

南沙参 10g,马勃 6g,木蝴蝶 3g,蜜炙诃子皮 4.5g

冬桑叶 6g,炒牛蒡子 6g,紫菀 9g,炙款冬花 4.5g

干苇茎 10g

1981 年 1 月 26 日。二诊。

声哑见扬,咳嗽亦稀,唯仍喉痒干痛,脉弦。守原加减。

减:马勃,木蝴蝶,冬桑叶,牛蒡子。

加:玄参 6g,射干 3g,山豆根 6g,冰糖 10g。

5 剂。

◎ 医案 2

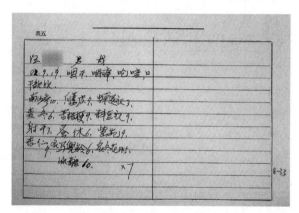

汪某,男,成。

1982 年 9 月 19 日。

咽干,咽痒,呛咳,口干欲饮。

南沙参 10g,麦冬 6g,射干 3g,杏仁 9g

瓜蒌皮 9g,苦桔梗 9g,重楼 6g,炙马兜铃 6g

蝉蜕 3g,料豆衣 3g,紫菀 9g,炙款冬花 4.5g

冰糖 10g

7 剂。

【按】料豆衣:野料豆衣,又称稆豆衣。为蝶形花科植物黑大豆的种皮。味甘,性平。入肝、肾经。具养血平肝,除热,止汗之功。

◎ 医案 3

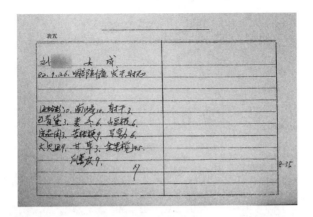

刘某,女,成。

1982 年 9 月 26 日。

咽部刺痛,时感发干。

海蛤粉 10g,青黛(包)3g,远志肉 3g,大贝母 9g

南沙参 10g,麦冬 6g,苦桔梗 9g,甘草 3g

射干 3g,山豆根 6g,马勃 6g,金果榄 4.5g

瓜蒌皮 9g

7 剂。

◎ 医案 4

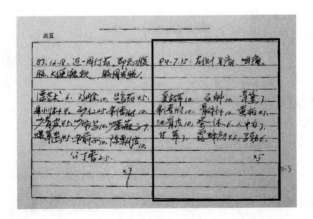

殷某,男,成。

1984 年 7 月 15 日。

左侧牙痛,咽痛。

夏枯草 10g,制香附 10g,地骨皮 10g,甘草 3g

石斛 10g,骨碎补 10g,重楼 6g,露蜂房 4.5g

青黛 3g,黄柏 4.5g,人中白 3g,马勃 6g

5 剂。

【按】本医案原件见右侧加框部分。

颌下淋巴结炎

◎ 医案

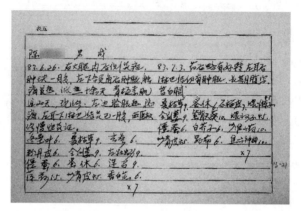

陈某,男,成。

1983 年 6 月 26 日。

右大腿内后侧炎症,肿块 1 月多,左下颌角后肿胀,触痛发热,低热十余天,青霉素肌注 20 天,现诊:左边脸胀热,隐痛,左耳下淋巴结炎已 1 月多,西医拟诊慢性炎症。

冬桑叶 6g,粉丹皮 6g,僵蚕 6g,薄荷 1.5g

夏枯草 9g,全瓜蒌 9g,重楼 6g,炒青皮 4.5g

玄参 6g,左牡蛎 9g,连翘 9g,香白芷 6g

7 剂。

1983 年 7 月 3 日。

药后略有好转,左耳后淋巴结仍有肿胀,长期腹泻,苔白腻。

夏枯草 9g,全瓜蒌 9g,僵蚕 6g,炒青皮 4.5g

重楼 6g,紫背天葵 10g,白芥子 6g,昆布 6g

石榴皮 3g,煨诃子 4.5g,炒怀山药 10g,焦六神曲 10g

煨川楝子 4.5g

7 剂。

白塞病

◎ 医案

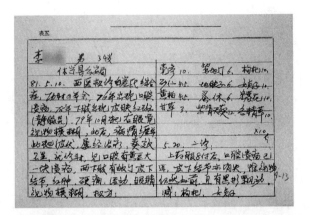

李某,男,34 岁。休宁县公安局。

1981 年 5 月 10 日。

西医拟诊白塞综合征,历时 4 年余。1976 年出现口腔溃疡,1978 年下肢出现皮肤红斑(静脉炎),1979 年 10 月起右眼觉视物模糊,此后,病情缠绵,此起彼伏,屡经治疗,奏效不显。就诊时,见口腔有黄豆大一块溃疡,两下肢有数个皮下结节,红肿,硬痛,活动。眼睛视物模糊。拟方。

党参 10g,砂仁 4.5g,黄柏 4.5g,甘草 3g

紫花地丁 6g,地肤子 6g,重楼 6g,紫背天葵 12g

枸杞 10g,女贞子 10g,密蒙花 10g,谷精草 10g

10 剂。

【按】白塞综合征（Behet syndrome），又称白塞病，是以血管炎为主要病理基础的慢性多系统疾病。临床表现为复发性口腔溃疡、生殖器溃疡及葡萄膜炎三联征（口 - 眼 - 生殖器三联征）。汉代张仲景《金匮要略》中"狐惑病"与之相似。

1981 年 5 月 20 日。二诊。

上药服 8 付后，口腔溃疡已弭，皮下结节亦消失，唯视物仍然如前，且有黑影飘动。

减:枸杞,女贞子。

加:昆布 6g,海藻 6g。

1981 年 6 月 21 日。三诊。

（来人代诉）证象仿佛。守原加减。

夏枯草 10g,木贼草 6g,蝉蜕 3g,山楂 9g

昆布 6g,海藻 6g,赤芍 6g,茺蔚子 6g

千里光 10g,女贞子 10g,密蒙花 10g,谷精草 10g

甘枸杞 10g

10 剂。

1981 年 7 月 19 日。四诊。

近病情稳定,发作见少,守一诊方出入（自 5 月底激素已停）。

党参 10g,砂仁 4.5g,黄柏 4.5g,甘草 3g

紫花地丁 6g,紫背天葵 12g,重楼 6g,蒲公英 10g

千里光 9g,大青叶 9g,木贼草 9g,赤芍 9g

茺蔚子 6g

7 剂。

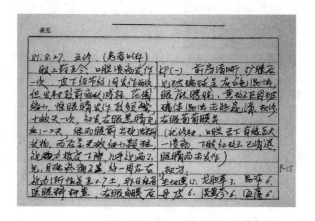

1981 年 8 月 27 日。五诊。

（患者口述）服上药至今，口腔溃疡发作 1 次，皮下结节约 1 月发作两次，但发时较前症状减轻，范围缩小，唯眼睛发作较频繁，十数天 1 次。初发右眼黑睛充血 1 ~ 2 天，继而眼前出现蛛网状物，而后呈无数细小颗粒，视力急剧下降，几乎视而不见。目珠疼痛不显，约 1 周左右视力渐恢复至 0.7±。昨日经安徽省立医院眼科检查，右眼角膜后 KP(-)，前房清晰，扩瞳后见玻璃球呈灰白色混浊，眼底朦胧，黄斑区因玻璃体混浊未能窥清。拟诊：右眼葡萄膜炎。（就诊时，口腔舌下有绿豆大一溃疡，下肢红斑已消退，眼睛尚未发作）。拟方。

生地黄 15g，丹皮 6g，茯苓 10g，炒泽泻 10g

龙胆草 3g，淡黄芩 6g，黄连 3g，炒黄柏 6g

昆布 6g，海藻 6g，赤芍 6g，茺蔚子 6g

重楼 6g，紫背天葵 10g，马兰子 6g，金莲花 10g

15 剂。

另：磁珠丸 2 瓶，石斛夜光丸 2 瓶，再日 2 次，2 次各 2 钱，早晚开水送服。

【按】原文"再日 2 次"，即"隔日 2 次"，第一天服磁珠丸，每日两次，第二天服石斛夜光丸，每日两次。依次循环服用。

牙痛低热案

◎ 医案

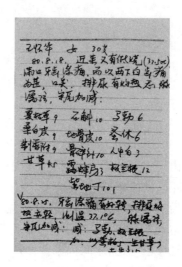

王某,女,30岁。

1980 年 8 月 18 日

近来又有低热(37.5℃),满口牙齿浮痛,而以两下臼齿痛为甚。口臭,排尿有灼热感,脉濡弦。守原加减。

夏枯草 9g,桑白皮 9g,制香附 9g,炙甘草 4.5g

石斛 10g,地骨皮 10g,骨碎补 10g,露蜂房 3g

马勃 6g,重楼 6g,人中白 3g,板蓝根 12g

紫花地丁 10g

1980 年 8 月 25 日。

牙齿浮痛有好转,排尿灼热亦轻,测体温 37.1℃,脉濡弦。守原加减。

减:马勃,板蓝根。

加:炒黄柏 5g,生甘草 3g,土牛膝 15g。

口疮

◎ 医案

费某,男,成。

1983 年 1 月 9 日。复诊。

口腔溃疡病史,经治疗症状减轻,继守原出入治。

潞党参 10g,砂仁 4.5g,炒黄柏 4.5g,甘草 3g

细生地 10g,淡竹叶 6g,川木通 3g,土茯苓 15g

青黛(包)3g,人中白 3g,马勃 6g,重楼 6g

7 剂。

1983 年 1 月 30 日。

服药 1 周,口腔溃疡又发。

潞党参 10g,砂仁 4.5g,炒黄柏 4.5g,甘草 3g

细生地 10g,淡竹叶 6g,川木通 3g,土茯苓 15g

紫花地丁 10g,蒲公英 10g,重楼 6g,人中白 3g

野菊花 4.5g

7 剂。

1983 年 4 月 10 日。

近 2 个月未复发,唯口干,口黏。

党参 10g,砂仁 4.5g,黄柏 4.5g,甘草 3g

细生地 10g,淡竹叶 6g,川木通 3g,黄连 1.5g

紫花地丁 12g,土茯苓 15g,青黛(包)3g,人中白 3g

佩兰 15g

7 剂。

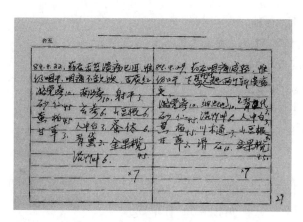

1984 年 4 月 8 日。

口腔溃疡病史,近又复发,食热后疼痛,咽喉作痛。

党参 10g,砂仁 4.5g,黄柏 4.5g,甘草 3g

青黛(包)3g,马勃 6g,重楼 6g,僵蚕 6g

射干 3g,山豆根 6g,玄参 6g,板蓝根 12g

7 剂。

1984 年 4 月 15 日。

药后溃疡面减少,舌尖红,咽喉作痛依旧,咽干,吞咽无阻塞感。

党参 10g,砂仁 4.5g,黄柏 4.5g,甘草 3g

南沙参 10g,玄参 6g,射干 3g,山豆根 6g

木蝴蝶 2.5g,板蓝根 12g,重楼 6g,金果榄 4.5g

7 剂。

1984 年 4 月 22 日。

药后舌苔溃疡已弭,唯仍咽干,咽痛不欲饮,舌质红。

潞党参 10g,砂仁 4.5g,黄柏 4.5g,甘草 3g

南沙参 10g,玄参 6g,人中白 3g,青黛(包)3g

射干 3g,山豆根 6g,重楼 6g,金果榄 4.5g

淡竹叶 6g

7 剂。

1984 年 4 月 29 日。

药后咽痛减轻,唯仍口干,下唇内侧又起两个新溃疡点。

潞党参 10g,砂仁 4.5g,黄柏 4.5g,甘草 3g

细生地 10g,淡竹叶 6g,川木通 3g,滑石 10g

青黛(包)3g,人中白 3g,山豆根 6g,金果榄 4.5g

7 剂。

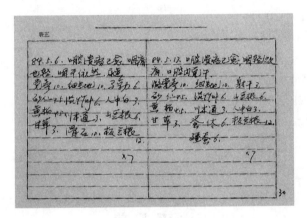

1984 年 5 月 6 日。

口腔溃疡已愈,咽痛也轻,咽干依然,尿黄。

党参 10g,砂仁 4.5g,黄柏 4.5g,甘草 3g

细生地 10g,淡竹叶 6g,川木通 3g,滑石 10g

马勃 6g,人中白 3g,山豆根 6g,板蓝根 12g

7 剂。

1984 年 5 月 13 日。

口腔溃疡已愈,咽轻微痛,口腔内觉干。

潞党参 10g,砂仁 4.5g,黄柏 4.5g,甘草 3g

细生地 10g,淡竹叶 6g,川木通 3g,重楼 6g

射干 3g,山豆根 6g,人中白 3g,板蓝根 12g

僵蚕 6g

7 剂。

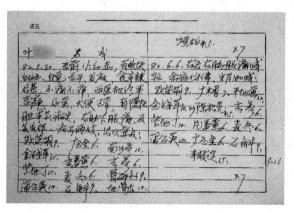

1984 年 5 月 20 日。

会厌下垂,咽仍痛,吞咽时痛。

潞党参 10g,砂仁 4.5g,黄柏 4.5g,甘草 3g

细生地 10g,淡竹叶 6g,川木通 3g,人中白 3g

桃仁 6g,红花 4g,苦桔梗 9g,玄参 6g

山豆根 6g

7 剂。

扁平苔藓

◎ 医案

叶某,男,成。

1982 年 5 月 30 日。

　　舌前 1/3 红赤,有数块白斑,自觉舌干,发麻,食辛辣尤甚,不痛不痒,西医拟诊扁平苔藓。尿黄,大便正常。有慢性胆囊炎病史,右肋下胀痛,反复发作。病出两歧,治以兼及。

　　软柴胡 9g,金钱草 30g,紫花地丁 10g,蒲公英 10g

　　广郁金 6g,条姜黄 6g,麦冬 6g,石斛 9g

　　南沙参 10g,玄参 6g,骨碎补 9g,地骨皮 10g

　　炒黄柏 4.5g

　　7 剂。

【按】原件"平苔藓",当为"扁平苔藓",脱"扁",径补。

1982 年 6 月 6 日。

药后右胁胀痛减轻,余证仿佛。守原加减。

　　软柴胡 9g,金钱草 30g,紫花地丁 10g,蒲公英 10g

　　广木香 3g,炒陈枳壳 4.5g,片姜黄 6g,广郁金 6g

　　干地黄 12g,玄参 6g,麦冬 6g,石斛 9g

　　半枝莲 15g

　　7 剂。

1982 年 6 月 13 日。

舌头食辛辣疼痛,饮茶觉麻木不适,如吃明矾,胆囊痛已减。守原加减。

　　炙柴胡 9g,金钱草 30g,紫花地丁 12g,蒲公英 10g

　　广郁金 6g,炒五灵脂 10g,紫草根 6g,地肤子 10g

　　南沙参 10g,麦冬 6g,石斛 9g,半枝莲 15g

　　青蒿 10g

1982 年 6 月 20 日。

药后舌尖部白斑似较前变薄,略少,麻涩感似存,近 1 周来,右胁肋反复疼痛,进食后渐缓解,证属肝胃不和。

　　泡吴茱萸 2.5g,黄连 1.5g,佛手柑 3g,九香虫 4.5g

紫草根 6g,地肤子 10g,白鲜皮 10g,补骨脂 10g
麦冬 6g,石斛 10g,红花 4g,炒五灵脂 10g
青蒿 10g
7 剂。

1982 年 6 月 27 日。
处方。
娑罗子 9g,煅瓦楞子 12g,泡吴茱萸 2.5g,黄连 1.5g
紫草根 9g,白鲜皮 10g,地肤子 10g,补骨脂 9g
广郁金 6g,条姜黄 6g,丹参 10g,炒五灵脂 10g
青蒿 10g
7 剂。

附：郑景岐收藏
王任之先生医案

郑景岐(1918—1992),安徽中医学院(现安徽中医药大学)第一附属医院主任医师。1991年获国家劳动人事部、卫生部、中医药管理局"全国首批名老中医"荣誉称号。首届中国中医学会耳鼻喉科专业委员会顾问,新安医学研究会顾问。新安医学郑氏喉科第13代(南园喉科第8代)传人,1942年悬壶梓里,精于喉科(咽喉口齿唇舌疾病)和大小方脉(内科、儿科)诊疗;1962年奉调安徽中医学院,创建中医喉科诊室和教研室,参编全国中医院校二版教材《中医喉科学》。

郑景岐致力于郑氏南园喉科医著医案的整理研究,对于全面承传新安郑氏喉科500年学术精华起了承上启下的重要作用。郑景岐注重新安医家医案的收集,王任之先生治疗"小儿外感发热"等6个病种的医案,为郑景岐先生亲笔手书,并传授给侄子郑日新。郑日新秉承家学,新近整理家伯手书资料,将郑景岐收藏王任之先生6种疾病验案,照录原文附于《新安医学王任之医案》之后。

小儿外感发热

王任之治疗小儿外感发热。

荆芥穗 4.5g,防风 4.5g,川桂枝 4.5g,淡豆豉 6g

夏枯草 10g,蔓荆子 6g,青蒿 9g,香白薇 6g

连翘 10g,黄芩 6g,蒲公英 10g,忍冬藤 10g

钩虫病、蛔虫病

杀钩虫、蛔虫:鹤虱 10g,榧子 30g,大蒜 30g,槟榔 10g,使君子 15g,苦楝皮 8g

百日咳

百日咳。

黄精 15g,天麦冬各 15g,射干、枳壳、蒸百部各 9g,紫菀 6g,生甘草 3g。

又,有表证不可纯用,可加解表药。

骨刺

王任之治骨刺。

炙金毛狗脊 10g,炒怀牛膝 10g,菟丝饼 10g,炒续断 6g

独活 6g,桑寄生 10g,骨碎补 10g,淫羊藿 10g

炮川乌 3g,制乳没(各)9g,鹿衔草 10g,鸡血藤 15g

海蛇 4.5g

10 剂。

结核性骨髓炎

张某,女,成人,歙县丰口。

1981 年 10 月 25 日。

口述:3 年前患合架风,外肿延成疟腮,溃而不敛,内外交通。到过杭州、合肥大医院,终于认定为"结核性骨髓炎"。最后经王任之副厅长治之,服中药数十剂而愈。王嘱其最末之方,服 20 剂后,可以蜈蚣、全蝎、黄连研末吞服,外以鲜百合加冰片捣烂外敷。约经半月,竟收功从此不发。现但觉口腔开合不如常之大,左侧腮颏颌颈之间,有作麻不舒之感而已。王任之处方抄录于下。

夏枯草 10g,炒青皮 4.5g,白蔹 6g,全瓜蒌 10g

左牡蛎 10g,蜈蚣 2 条,浙贝母 10g,重楼 6g

僵蚕 6g,川黄连 2g,全蝎 2g

患者云:"前此加减过之方均遗失,但据称大致与此相仿,出入不大。"

郑景岐 1982 年 4 月 1 日补记:"愈后又曾发过,齿痛开合欠利,即服此方获愈。"

【按】这是患者口述王老治疗其结核性骨髓炎的过程,并展示王老开具的内服煎煮药方、研末吞服药方和局部外敷药方,郑景岐先生根据患者口述整理记录(影印件缺)。"合架风"为颞颌关节部位的炎性病变,外肿并溃破,久不收口,导致颌面皮肤与口腔呈"内外交通"的贯通创面。这种结核杆菌导致的颌面部和骨髓的炎症,治疗难度极大。

产后面部起黑斑

治产后面部起黑斑（海周妇服此而愈）。

炙柴胡 4.5g，炒白芍 6g，丹参 10g，泽兰 10g

卷柏 10g，益母草 15g，杜仲 10g，炒续断 6g

荆芥 4.5g，香白芷 6g，瞿麦 6g，萹蓄 6g

蝉衣 3g

【按】上为郑景岐先生亲笔手书。"文革"期间，郑景岐下放安徽省歙县富堨镇，王宏殷曾师承郑景岐学医。这份"治产后面部起黑斑"医案，是王宏殷堂叔王任之治疗侄媳（原件"海周妇"）"产后面部起黑斑"的验案，由王宏殷医师提供给郑景岐。王宏殷，字海周，祖父王仲奇、父亲王樾亭，皆新安王氏医学代表性医家。